これからの死に方

葬送はどこまで自由か

橳島次郎
NUDESHIMA JIRŌ

HEIBONSHA

これからの死に方●目次

図版作成＝丸山図芸社

序章　死を前にした自由と不自由

人は、死を知る生きものである

人間と、ほかの動物の、いちばん大きな違いは何だろうか。

言葉を話し、道具をつくって操ることだろうか。確かにそれもあるが、言葉と道具は、ほかの動物にもまったくないわけではない。たとえばチンパンジーは、飼育環境下で訓練すれば、簡単な言語サインを覚え、それを使って人間とコミュニケーションできるという実験結果がある。また野生環境でも、石や木の枝を少し加工して道具に使うサルがいることも観察されている。

人間しかやらず、ほかの動物はしないこと。それは、死んだ仲間を葬ることである。人は、葬送をする唯一の生きものなのだ。

中学の二年生くらいだったか、はじめて世界史の教科書を開いたとき、出だしに、原始人の埋葬跡の遺跡の写真が掲げられていたことを、私はとても印象深く覚えている。それは、ヒトの歴史の始まりを示す資料だったのだと思う。

この埋葬跡の写真は、いま調べてみると、おそらく、イラク北部のシャニダールというところで一九五〇年代から六〇年代にかけて見つかった、ネアンデルタール人の遺跡だったようだ。この遺跡は五万年前から四万年前のもので、埋葬されたと思われる人骨の周りには、供えた花のなごりだと推測される大量の花粉が見つかっている（図0＝遺跡埋葬跡模式図）。

ネアンデルタール人は「旧人」と呼ばれ、私たち現生人類が栄える前に絶滅した、いわば「先輩」だ。その先輩が始めた仲間を葬るという営みを、私たちも受け継いだ。「旧人」以前の、サルから「原人」（北京原人など）に至るまでのヒトの進化の過程を示す遺跡からは、埋葬跡は見つかっていないという。

だから、死んだ仲間を埋葬するようになったことが、サルから分かれたヒトが人間に進化したことを示す目安の一つだと考えられている。いいかえれば、葬送をするのは、人間の独自の本質を示すことなのだ。

ではなぜ人間は、葬送をするようになったのだろうか。

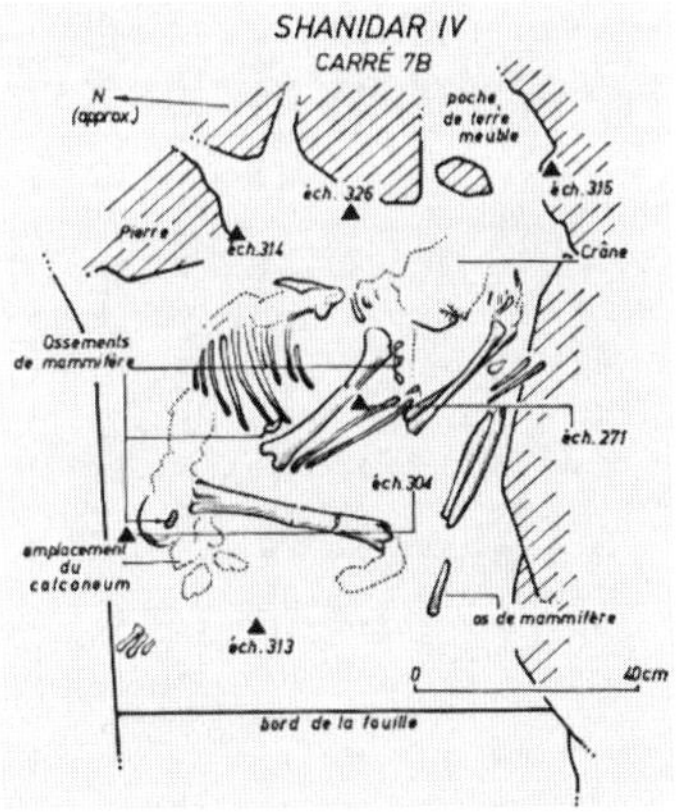

図0　シャニダール遺跡・埋葬跡の模式図
304、313、314の箇所から花粉が見つかった（http://www.h.chiba-u.jp/florista/shanidar4/shanidar4.html より）

悪い死に方をしたり、この世に未練や怨念を残して死んだりした仲間のたたりを恐れて祀《まつ》ったのだというのは、おそらくもう少し人智が発達したあとのことだろう。最初は、ただ単に、いままで生きていたほかの仲間が、もう生きていない、存在が終わった、ということをはっきり認識したことから始まるのだと思う。その存在の断絶の認識が、ほかならぬ自分もいつかそうなるのだという「気づき」につながった。つまり、人は「死」を知ったのである。

人間以外の動物は、おそらく、いつか自分は死ぬのだという事実を、はっきり認識していないと思う。仲間の死を見ても、それが自分にも起こることだとはわからないのではないか。

人はなぜ弔いをするのか

人間が死を知ることができたのは、言語や道具の使用を可能にした、大脳の発達、知能の発達のおかげだろう。その知能の発達が、仲間を葬り弔《とむら》うという独自の営みの誕生につながったのは、一言でいえば、「時間」を意識できるようになったからなのではないだろうか。

人間以外の動物は、ほぼすべて現在にだけ生きていると思われる。過去から現在、そして未来に向かう時間の流れがあるということを、認識していない。多少の過去の記憶はあって、それを現在の環境（とくにそれが変化したとき）への対応に役立てているかもしれないが、その先がある、つまりいろいろな可能性が開けた未来があるということは、意識していないと思う。それに対し人間は、時間というものが自分を超えて過ぎ去っていくことを理解した。つまり人は、自分が生まれる前からある過去の積み重ねのうえに現在があり、その積み重ねのうえに、まだ見ぬ、自分がいなくなったあとも続く未来があることを、わきまえるようになったのだ。ほかの動物が現在にのみ生きるのと違い、人間は、過去・現在・未来に生きている。そして、いつか周りの仲間も自分も、生を終わる未来があることを、つまり死を、知ったのだ。

この知識を抱えて生きていくのは、けっこうたいへんだと思う。先のことを考えないで生きている動物は楽でいいなと、ついうらやましくなったりしたことはないだろうか。そして先々を思い悩むいまの苦労の果てには、死が待っている。だから人はふと、それじゃあ何のために生きているんだ、と考えてしまう。なぜ自分や仲間は死ななければならないのか。死んだら何もなくなってしまうのか。それは寂しくていやだな。そう思ったところから、死を超えた先を人は考えるようになった。

死んだあとのあの世をどのようなものだと観念するかは、古今東西、社会によって、時代によってさまざまである。だが共通しているのは、死の先はある、それで終わりではないと考える姿勢である。だから、人は死んだ仲間を葬るのではないか。死んでもその人がもう完全に人でなくなったわけではないと思い、その死を悼《いた》み来世の幸を祈る儀式を行い、その亡骸《なきがら》を、もう人でなくなったモノ、ゴミとして扱うことはせず、丁重に処理しようとしてきたのではないだろうか。

こうして人間は、その歴史を通じて、さまざまな死を送る儀礼と遺骸の処理のしかたを編み出してきた。そこには、その時代、その社会の、人間関係と社会のあり方が表わされる。

現代でも、たとえば弔問客の顔ぶれで、会社人間だったのか、近所付き合いが濃かったのか、というふうに、故人がどのような人間関係のなかで生きてきたかがわかるだろう。古くは、それがもっとはっきりした形で表わされた。葬式になると、ともに暮らしてきた人々が集まってそれぞれの役割を果たすので、自分が暮らす社会の成り立ちが、目に見える形で姿を現わした。そのような葬送を経験することで、人は、故人と残された自分たちがどのような人間関係のなかで生きてきたかをあらためて知り、これからもその人間関係を大事にして生きていかなければいけないということを、学んでいたのだといえる。仲間の死を迎え、その亡骸を処理し、死者を悼む葬送は、死を知った生きものである人間が、その断絶の意識を超えて生き続けるための、重要な営みだったのだ。

日本の葬送文化——古い習俗と新しい伝統

それだけ社会のあり方に深く関わる重要な営みであるからこそ、社会と人間関係のあり方が変われば、死を送るやり方も変わる。死を送るやり方が変われば、その先の人間関係や社会のあり方も変わっていくだろう。

本書では、いま日本で、葬送という営みがどう変わり、これからどうなっていくのかを考えてみたい。

現代の日本の社会のありようは、ほぼ近世以降に形づくられたものが原型になっていると考えていいだろう。近世の日本の社会は、基本的に、血縁のある家族が集まって親族集団を形づくる一方で、地縁のある家族が集まって村落をつくることで成り立っていた。個々人はいずれかの家族・親族（イエ）に属することで、村落社会（ムラ）の一員になっていた。イエとムラとは別に、年齢や婚姻《こんいん》身分の有無によって、若者組とか娘組、大人衆といった別の組織もあって、それぞれ社会のなかで役割を担っていた。

よく村八分というが、これは、ムラの秩序に反することなどをした者の属す家族が、十分のうち八分の助け合いや付き合いを断たれるという、社会的な制裁だ。村八分にあっていても、断たれることのない残りの二分は、火事のときの助け合いと、死者が出たとき葬儀を出すことだったといわれる。厳しいお仕置きにあっていても、葬式だけはやってもらえる。ここからも、葬送は、それだけ社会を支える大事な営みだったことがわかる。

その葬送が、いま日本で、どう変わってきたのかを知るためには、変わる前の原型となった、かつてのありようを知っておく必要がある。次にそれをざっとみておこう。

死を迎えるまで

臨終を迎える前後には、魂呼《たま》びといって、臨死の人の名前を周りの人が大声で呼ぶ儀礼があった。遊離しようとする魂を呼び戻し、蘇生を願う呪法だと説明されるが、もうあの世に行くことをいい聞かせ、この世に未練を残させないように呼びかけることもあったという。臨終間際に唇に水を含ませる、死に水という習俗もあった。

死を送る儀礼

死者が出ると、親族や近隣の人々が、それぞれの役割に従って、道具の作製から飲食の支度までを担い、葬式の準備をする。遺体を洗い清め、死に装束を着せ、寝かせて通夜をし、葬式をし、野辺《のべ》送りといって埋葬場所まで行列を組んで棺桶《かんおけ》を担いで歩いていく。

そのあと七日ごとに初七日から四十九日まで法要をし、その間に忌み明けといって、喪に服していた遺族が徐々に村の共同生活、日常生活に戻っていく。さらに一年ごとに、一周忌、三回忌、と年忌供養を行う。死者個人の年忌供養は三十三回忌か五十回忌で終わらせ（これを「弔い上げ」という）、あとは集合的な「ご先祖様」として一括して祀られた。

以上の儀礼を行う場所は死者の自宅が中心で、埋葬地や墓や寺などは、副次的に参るにとどまるのが普通だったという。

このような、死を送る習俗を担っていた親族と近隣の人々から成るイエとムラの濃密な共同体的人間関係は、近代以降の産業化、都市化などによる生活基盤の変化によって、徐々に薄れていく。そのなかで、代わりに、葬儀の多くの部分を業者が担うようになるなどして、古い習俗がだんだんに形を変え、簡略化されてできあがったのが、現在の慣習的な葬式（通夜、告別式、出棺、埋火葬、法事）なのである。

遺体の処理と墓所

日本にも古くは、土葬、火葬のほかに、水葬、野葬または林葬（野や林に置き捨てる）があったというが、近世以降は土葬が主になった。

沖縄・先島《さきしま》には、海辺の洞穴に遺体を置いて数年後に白骨化したものを海で洗い、清めた骨をあらためて墓に埋葬する、洗骨という風習があった。これは、火葬したあと遺骨を墓に埋蔵するのと同じだと考えられる。人類学や民族学では、土に埋めたり、木の上や野にさらしたりする遺体の最初の処理を一次葬といい、そのあとに残る白骨などの遺骸の処理を二次葬という。現代の火葬は一次葬で、火葬後の遺骨の墓への収蔵は二次葬になる（近年広まりつつある、海や山に遺骨を撒《ま》く散骨は、火葬後の二次葬の、新しいやり方だといえる）。

土葬の場合、必ずしも埋葬地に墓を建てるのではなく、祀るための墓標を別につくることもある。両墓《りようぼ》制といって、埋葬地とは別の場所に墓を建て、埋葬地には一切参らず、墓にだけ参り、両者を厳格に分け隔てる慣習があった地域もある。

また墓といっても、現在のように大きな石の墓標を建てるのは近代以降のことで、かつては木の塔婆を立てたり、小さな自然石を置いたりする程度が普通だった。日本の葬送習俗では、遺体、遺骨やその埋蔵場所はあまり重きを置かれず、年忌法要のような供養の儀礼が中心だったと指摘されている。

今日、伝統的な葬送の慣習と受け取られている、「通夜、告別式、埋火葬、墓石の建立、墓参りと法事」という一連のやり方は、いずれも明治期以降に都市部や一部の階層から始まって、第二次大戦後から高度成長期にかけて普及した「新しい伝統」である。この新しい伝統が普及するに伴い、古い本来の習俗は、都市部だけでなく農山村部でも消えていった。

いま、死を巡って起こっていること

二一世紀になったいま、日本では、死を巡る習俗、文化、考え方が大きな転機を迎えようとしている。とくに葬送の大きな変化は、この五〇年ほどの間に徐々に積み重なって起こってきたものだ。その積み重ねを経て、あたりまえとされていたやり方を大幅に簡素化したり、まったくやらなかったりするような動きが出てきている。

たとえば、葬式をしないで亡くなったらそのまま火葬場に遺体を運ぶ「直葬《ちょくそう》」だとか、火葬したあと遺骨を引き取らない「0葬《ゼロ》」だとか、遺骨を墓に入れず海や山に撒いて自然に還そうという「自然葬」（散骨）といった、これまでの葬送のやり方を否定するかのような新しいやり方を提唱し実行する動きが、世間の耳目を集めている。葬式をしはするが、限られた周りの者だけで行い、会葬者をたくさん招く普通の告別式はしない、「家族葬」という言葉もすっかり定着した感がある。

これらの新しい風潮は、昔の慣習にとどまろうとする人には戸惑いを与えるが、まだ抵抗も小さくなく、大勢はなかなか変わらないので、新たなやり方を望む人にはもどかしさを与えてもいる。

だがこうした新しいメニューも、葬式と墓の両方のしかたを組み合わせてみてみると、それまでの慣習をすべて否定しているわけではないことがわかる。

表1にまとめてみたが、慣習との決別表明として最も過激とされている「0葬」でも、遺骨を引き取らないことで墓をつくる負担から自由になろうというのが主眼で、提唱者の島田裕巳《ひろみ》氏の著作を読んでも、火葬する前後に葬式も一切しないとまでは書かれていない。葬式を一切せずに死んだら火葬場に直行する直葬でも、遺骨を引き取って墓に納めること

までは否定していないようだ。つまり、0葬では葬式をするかどうか、直葬では墓に入れるかどうかは、個々の選択にまかされていて、慣習に背を向けきってはいないのである。

かつては過激な選択とされた散骨でも、火葬して遺骨にする前に、慣習的な葬式をするかしないかは、個々の選択にまかされている。先にふれたように、散骨は、火葬したあとの焼骨の処理のしかたの新提案であって、日本に根付いている火葬という慣習まで否定するものではない。まったく別の遺体の処理のしかた（第二章でみる、鳥葬やフリーズドライ葬のような）をやろうというのではないのだ。0葬も、火葬後の二次葬の新しい形の提案だとみることができるという点で、それと同じである。

さらにいえば、散骨を自然に還る葬送の方法として提唱した人たちの考えとは異なるが、遺骨を全部撒かず、一部は墓に納めるというのも、ありである。実際、散骨を行う現場では、全部

表1　新しい葬送の選択肢の見取り図

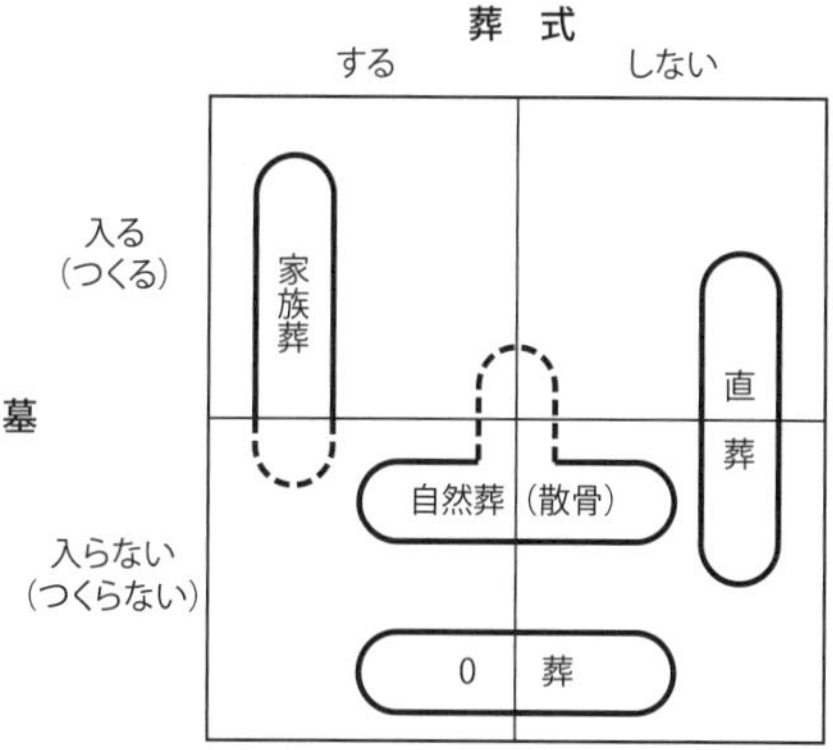

撒くか、分骨して墓にも入れるか、故人や遺族の選択にまかせているという。つまり散骨でも、葬式をするかしないか、墓に入るか入らないかについて、すべての選択肢が開かれているわけで、慣習とされてきた葬送のあり方をまったく否定するものではないとも考えられる。散骨イコール墓には入らないこと、とは限らないのだ。

このように、いま葬送を巡って起こっているのは、選択肢がたくさん出されるようになって、選ぼうとすれば選べる時代になったということであって、これまで常識とされてきたやり方がすべて否定され革新されようとしているのではない。

根強い慣習

葬送の新しいメニューの登場が、必ずしもこれまでのやり方の全否定にまで進まない背景には、常識とされてきた慣習の力が、依然根強いという事実がある。

二〇一〇年秋に朝日新聞が行った全国世論調査によると、自分の葬儀をしてほしいか、しなくてよいかという設問に対し、してほしいと答えた人は五八%、しなくてもよいと答えた人は三六%だった。自分の葬儀のあり方について、自分の希望どおりにしてほしいと答えた人は二一%で、家族にまかせると答えた人が七六%だった。通夜や葬儀をせずに火葬だけで葬る「直葬」という方式に、抵抗感があるかどうか尋ねた設問では、抵抗感があると答えた人が五一%、ないと答えた人が四六%だった。以上の答えすべてで、慣習的な葬儀のほうを選ぶ人が過半数を占めていることがわかる。唯一違ったのは、従来の、たくさんの人が参列する葬儀のやり方について尋ねた設問だった。多くの人に参列してほしいと答えた人は一八%だったのに対し、身内や親戚だけの参列でよいと答えた人が七四%と圧倒的に多かった。会葬者を限って少なくする家族葬のようなやり方は、すでに多数に受け入れられているといえる。

同じ調査で墓についての質問をみてみると、自分の墓はいらないと答えた人は一七%にとどまり、先祖や親の墓に入ると答えた人が五六%と過半数を占めた。墓石のない納骨堂でよいと答えた人より、納骨堂でよいとは思わないと答えた人のほうが、わずかだが多かった（納骨堂でよい四三%、よいと思わない四六%）。山や海に遺灰を撒く自然葬と墓地に埋葬する方法と、どちらがよいか尋ねた設問では、自然葬を選んだ人は二一%にとどまり、墓地を選んだ人が六九%と圧倒的に多かった。自然葬に関心があるかどうか尋ねただけの設問に対しても、関心がないと答えた人のほうがずっと多かった（関心ある三九%に対し、ない五九%）。

もう少し新しいデータでは、二〇一四年十一月に、供養・仏事を中心とした情報提供を行う会社である鎌倉新書が全国の葬儀社を対象に行った調査がある。それによると、直葬が前の年より増えているかどうか尋ねた設問に対し、増えていると答えた葬儀社は四一%、変わらないと答えた葬儀社が五三%だった。直近一年間に実際に行われた葬儀の割合を尋ねた設問では、一般葬が最も多く四二%、ついで家族葬三二%で、直葬は一六%だった。地域別にみると、最も直葬が多いのは首都圏を核にした関東で葬儀全体の二二%あったが、ほかの大都市圏では中部一〇%、近畿一一%にとどまった。

このように、葬式と墓について、日本人の大勢は、慣習的なあり方にとどまっているといえる。いいかえれば、葬送のあり方について増えた選択肢を、どれも同じように好きに自由に選べるところまではまだ行っていないということだ。だから、新しいやり方を望む人たちは、葬送について選ぶ自由と権利を認めてくれと訴えることになる。

死の迎え方にも変化が

死を巡る選択肢の拡大は、死後の送り方だけにとどまるものではない。死の迎え方にも変化が現われている。そのなかで最も耳目を引くのは、延命医療をせずに、自ら死を選ぶことをよしとする動きである。

これまで、人間の歴史を通じてあらゆる時代、社会において、死は、飢饉《ききん》や疫病や戦乱などによって、いやおうなく来るものだった。そうしたことのないわずかな平和の時代にも、医療は無力で、平均寿命は短く、死はあらがいようのない出来事として人々を襲った。

それが現代になって、産業・技術と経済が発達し、公衆衛生が整えられ、医療が力をつけたことで、飢饉や疫病が抑えられ、平均寿命が延び、死に抵抗する余地が出てきた。もちろん世界的にみれば、それはまだ先進国を中心にした一部の地域に限られることとはいえ、人間は死を考えずに生を送る贅沢《ぜいたく》を手にしたのである。

しかしどれだけ豊かになって医療が発達しても、すべての病気を撲滅《ぼくめつ》し死を免れることはできない。先進国の現代医療は、病気の根治はできないが、延命はなんとかできる水準に達した。それは長い間人々の望んできたことだった。だが皮肉なことに、そういう水準の医療が普及すると、今度は、延命だけの医療は無意味だ、かえって人を苦しめ、みじめな状態にとどめるだけだ、という思いが高まってきた。その結果、延命医療を拒否して、死ぬことを選ぼうとする動きが出てきた。いわゆる尊厳死、安楽死を望む動きである。

これもいってしまえば先進国に限られた贅沢ではある。だが延命を第一の使命にしてきた医療は、もはや単なる生の延長ではなく、生の質（クオリティ・オブ・ライフ、QOL）をよくする努力を求められるようになった。ただ生かすだけでなく、患者が望めば、命を縮めるとわかっていても、治療をやめたり鎮静剤を増やしたりするなどして、苦痛を除く処置をしても許される風潮が、徐々に生まれてきた。

だが葬儀と同じで、延命第一の慣習はなかなか変わるものではない。とくに日本はそうである。そこで、延命医療を拒否して死を選ぶ自由と権利が主張されるようになる。ただそのなかみはというと、人工的な栄養や水分の補給を止めるだけの消極的な処置を求めることから、人工呼吸器を外したり、さらには致死薬を投与したりするような積極的な処置を求めるところまで、実際の選択肢はさまざまだ。自分がどういう状態になったらどれだけの医療を求めるのか、あらかじめ考えて決めておかないと、家族や医療者が困る時代になりつつある。

こうした死を迎える選択肢の何をどこまで認めるべきなのか、日本ではまだ確立した基準がないために、医療の現場ではどうしても延命第一の旧習維持が無難ということになりがちだ。望みどおりの選択肢を選んで死を迎えることができるかどうか保証はないというのが、現状なのである。

人は死を前にしてどこまで自由になれるか

死を迎え、送るやり方について、常識として受け継がれてきた慣習がまだ根強いとはいえ、次第に多様になっていく傾向は否めない。慣習的なあり方を支えてきた人間関係が、都市化、核家族化、少子化などが進む社会のなかで稀薄になったからで、それは死の迎え方と送り方にも確実に変化をもたらす。

いったん慣習になったあり方はなかなか変わらないが、新しく出てきた選択肢はマスコミに取り上げられ、世間の耳目を引く。そうした新しい選択肢を知り、それがいいと望む人は、今後増えこそすれ、減りはしないだろう。こうして、変化を望む動きが、それまでの常識的な営みとせめぎ合う。そのなかで、望むとおりに死に、望むとおりに葬られ送られる自由を求める動きが出てきた。急な変化を望まないのが大勢だが、それは新しい選択肢を望む人からみれば、たいへん不自由なことである。不自由を感じるからこそ、自由を求める動きが出てくる。

今後、死の迎え方と送り方の選択肢の拡大は、どこまで認められるようになるだろうか。いいかえれば、自分や身内の死を前にして、人はどこまで自由になれるだろうか、自由になってよいのだろうか。

本書では、死と死後のことについていま起こっている変化の最前線を具体的にみながら、死の迎え方、送り方がこれからどうなっていくのが望ましいのかを、考えてみたい。

本書の内容

そこでまず第一章では、死の迎え方を取り上げる。延命医療の差し止めや安楽死を選ぶ自由は認められるだろうか。認められるとしたらどのような条件が必要だろうか。患者は、医者に死なせてくれと求める権利があるだろうか。この問題では先進国の米国やオランダの例を参考にしながら、日本の現状と今後のあり方を考えてみたい。

次に第二章では、散骨（自然葬）を選ぶ自由を求める人々の運動を中心に、死者の送り方の現状と今後について取り上げる。海や山に遺骨を撒いていいのか。日本ではもう土葬はできないのか。近年起こった出来事から、葬り方、つまり遺体の処理のしかたはどこまで自由が認められるのかを、考えてみたい。

そして第三章では、遺体は葬るだけでなく、いろいろな「利用法」があることを取り上げる。解剖実習の教材、外科手術の練習台、展覧会の展示標本、交通事故被害の実験体、などなど。こうした遺体の利用法は、どこまで認められるだろうか。ただ送るだけではない、遺体の「身の処し方」は、どこまで自由にできるだろうか。日本で憲法が認める自由の権利との比較もしながら、葬送の自由とは何かについて、さらに考えを進めてみたい。

　最後に、第四章では、少し難しくなるが、葬送の自由を、私たちみなの権利として法律で認めさせることの是非について取り上げる。法律をつくるとなると、国との関わりが問題になる。葬式や墓のあり方に、国家はどう関わるのだろうか。国は人々の生活にどこまで踏み込んでいいのだろうか。

　フランスには、散骨を認めるなど葬儀や墓について細かい法律がたくさんあるのだが、そういう立法が行われた背景には、市民生活に対し国の権力をどうつくるかという大きな問題が関わっている。この点についてはっきりしていてわかりやすいフランスの例を、日本の明治維新以来の葬送に関する政策と比較しながら、死後のあり方も国が面倒をみるべきなのか、法律をつくることが人々の求める自由をほんとうに保証することになるのかどうかを、考えてみたい。そして終わりに、葬送の自由が認められる範囲と条件について、どう考えるのがいいか、本書の議論全体をふまえて、まとめてみたい。

第一章　死ぬのもたいへん

——望みどおりに死ぬ自由はあるか

直葬だ、0葬だ、自然葬だといった新しいやり方であれ、あるいはこれまでの慣習どおりの葬式であれ、自分が望む送られ方を実現するためには、どんな選択肢を選ぼうと、必ずしなければならないことがある。死ななければならないのだ。

新しい送り方を提唱して話題になった島田裕巳氏の著書『0葬』(二〇一四年)は、副題に「あっさり死ぬ」と謳《うた》っているが、0葬をしても、あっさり死ぬことにはならない。あっさり送られるだけだ。その前にどう死んでおくか、考えなければならない。それは、けっこうたいへんなことなのだ。

死に場所の多様化と末期医療の変化

病気がもう治る見込みがない末期状態になったら、延命措置はやめて自然に死なせてほしい。そう思う人は少なくないだろう。序章でみた、二〇一〇年に朝日新聞が行った全国世論調査では、自分の病気が治る見込みがない場合、延命を目的とした治療を希望しないと答えた人は八一%、本人の意思がはっきりしない場合、家族が延命治療を拒んでもいいと答えた人が七二%にのぼった。

だが実際にそれを実現しようとなると、いろいろ難しい問題がある。日本では、とくに

図1　死亡の場所別にみた年次別死亡数の割合

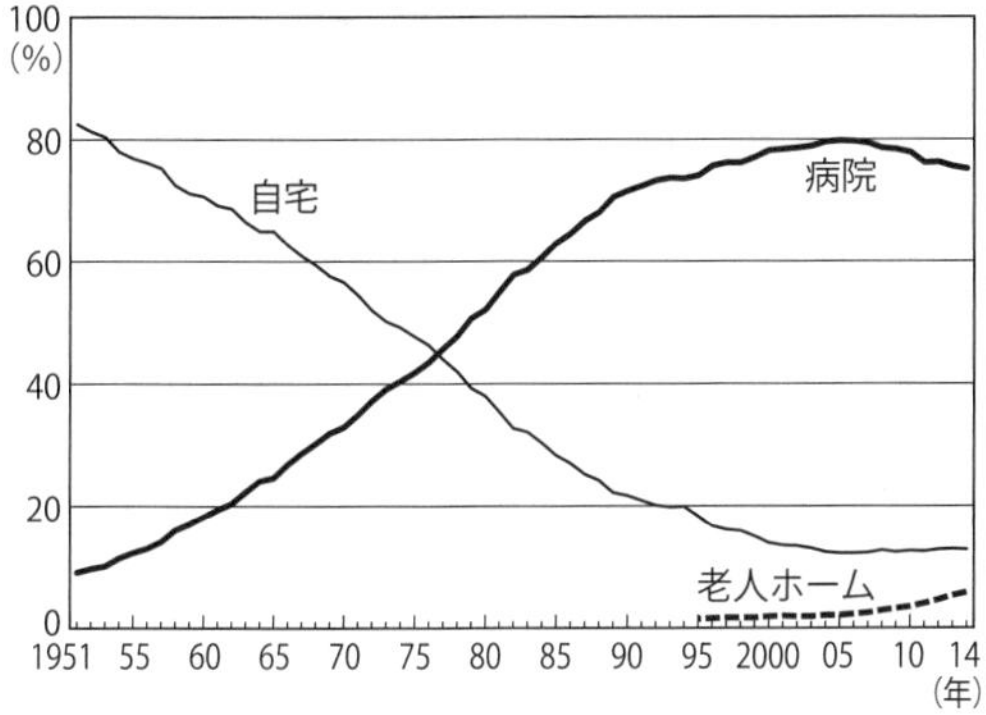

注：1994年までは老人ホームでの死亡は、自宅またはその他に含まれる

（出典：平成26年人口動態調査　上巻　死亡　第5.6表）

そうである。

まず、どこで死ぬかが問題だ。日本人の大半は病院で亡くなる。昔は自宅で亡くなるのが普通だったが、社会の現代化とともに病院での死が一般的になる。だが統計上、日本で自宅死と病院死の割合が逆転したのは、一九七七年である。意外に近年のことだ。

しかも病院死の割合は、二〇〇五年の七九・八%をピークに、以後少しずつ減っている。自宅死の割合も、二〇〇六年の一二・二%を底に、以後減っていない。その分増えているのは、老人ホームまたは介護施設での死である。二〇一四年には、病院での死亡は全体の七五・二%、診療所が二・一%、自宅は一二・八%、介護施設と老人ホームが合わせて七・八%となっている（図1＝日本人の死亡場所の割合・年次推移参照)。

病院での死亡が少しずつ減ってきた背景には、国の医療費抑制政策がある。厚生労働省は、入院日数が長くなればなるほど、病院が受け取る診療報酬が少なくなるように健康保険の点数を改定してきた。患者一人あたりの平均在院日数を減らせば、その分、医療費は減るという計算だ。そのため病院は、経営を安定させるために、なるべく早く患者を退院させ、自宅や介護施設などに移そうとする。その結果、息を引き取るまで病院にいる患者の数が、わずかずつだが減って、施設で亡くなる人が少しずつ増えているのである。厚労省は、在宅中心に、住み慣れた地域のなかで医療や福祉を行い、最期まで人生を送れるようにする体制(「地域包括ケアシステム」)を推進する政策も打ち出している。

国の財政を圧迫する社会保障費の増大を抑えるために、医療費の適正化は避けて通れない課題だ。延命のためだけの過剰な末期医療は控え、無駄な医療費を減らすべきだという意見はある。だが、退院後も介護や看護を必要とする患者を受け入れる施設や在宅療養を支える体制の整備は、まだ必要に追いついていないのが現状だ。だから、延命措置を拒否する人が多くなるのは、末期の状態が長引いて家族に負担がかかるのを遠慮して、あるいは頼れる身寄りがないとか経済的に立ち行かないなどの理由で、ほんとうは生きていたいのに、死ぬことを選ばされているのだという批判もある。

いずれにせよ、介護施設や自宅に移されると、病院に比べ延命措置は限定されるが、人工栄養や人工呼吸は施設や在宅でも可能だ。今後いっそう死に場所は多様化し、延命措置に対する考え方も複雑になっていくだろう。病院で延々と過剰な高度医療を受けて、無理に生かされているという末期のイメージは、もう過去のものといっていい。延命医療は、しないでくれといわなくてもしてもらえないという状況が、多くなるかもしれない。死の迎え方を考えるときに、そのことは頭のすみに入れておく必要があると思う。

自宅で死ににくいのは、死亡診断書がもらえないから?

国の医療費抑制政策のせいで、病院にいたくてもいられないようになってきたとはいえ、やはり死ぬときは、病院ではなく自宅がいいと思う人は多いだろう。でも無理だろうなと思っている人が大半なのではないか。それはなぜかというと、手狭な住宅事情もあるし、看護・介護の人手がないという事情もあるだろう。しかしそれだけではない。自宅では死ににくい、意外な要因がある。

医師の立ち会いなしに自宅で亡くなると、不自然死扱いになって、呼ばれた救急隊または医師は、警察に届けなければならない。そうなると、普通にその場で医師の死亡宣告を受けて死亡診断書をもらうことができない。死因究明の手続きを経て、死体検案書という、別の書式を出してもらうのを待つことになる。それは、死因を明らかにし、事件性がないことを確かめるために不可欠な公《おおやけ》の手続きだ。しかし家族などにしてみれば、何も悪いことはしていないのに、自宅にパトカーが来てしまうということになって、いやな思いをすることになりかねない。死亡届や生命保険金の請求などの手続きをする際にも、死亡診断書でなく死体検案書を出すことになるので、何があったのだろうと思われないかと、気にやむ人もいるかもしれない。

私の父も自宅で亡くなったのだが、一人で看取った母は、救急車を呼んで運んだ病院で、通報を受けてやってきた警察官に、疑いの目でみられていやだったといっていた。幸い東京二三区内だったので、都の監察医務院から専門の法医学者（監察医）が来てくれて、父のそれまでの病状を説明したところ、それは自然死ですとすぐ判断してくれた。それでようやく警察官も納得してくれたそうだ。

だが東京二三区以外のほとんどの地域では、専門の監察医が来てくれる仕組みはないので、看取った家族や近所の人が面倒なことになるのは避けられない。そうならないようにするために、自宅にいたのにわざわざ死ぬために病院に入院させる例もあるという。

　こうした状況に対し、政府の規制改革会議が二〇一五年九月に、在宅での看取り環境を整備するため、医師が直接診察していなくても死亡診断書を書けるように仕組みを見直す方針を打ち出した。実現すれば、自宅で死ににくい原因の一つは解消されるかもしれない。

自然に死なせてもらうには法律が必要？

　病院でだけでなく、介護施設や自宅にいても、末期には延命措置はしないでほしいと思ったら、どうすればいいだろうか。

　欧米では、延命医療はしないでくれという意思を文書にしておけば、医療者がそれに従うことが法的に認められている国が多い。だが日本では、まだそこまでいっていない。裁判例がいくつか重なって、厚生労働省が、末期医療の決定のしかたに関するガイドラインを出しているだけだ。

　この、二〇〇七年に出された厚労省の「終末期医療の決定プロセスに関するガイドライン」（二〇一五年に「人生の最終段階における医療の決定プロセスに関するガイドライン」と改称）は、末期の医療とケアをどうするかは、患者本人の決定を基本とするとしている。だが、医療行為の開始・不開始や中止は、医療チームが医学的妥当性と適切性を基に慎重に判断すべきともしている。そのうえで具体的にどうするかは、個々のケースで医療チームと患者・家族がよく話し合って決めなさいとしているだけで、延命措置をしないでよい、あるいは取りやめてよいのはどういう場合かという具体的な基準は示していない。延命措置をしなかった場合、またはやめた場合の法的責任のあり方は、引き続き検討していく必要があるとして、問題を先送りにしている。

それでも現場では、このガイドラインが出されたこともあって、本人、家族、医療者の間で、望ましい決着をつけようとする動きが定着してきているところもあるという。要は、もうこのあたりで延命医療はやめましょう、自然に亡くなっていくのにまかせましょう、となるケースが少なくはないということだ。日本尊厳死協会のアンケート調査では、会員遺族の九割が、亡くなった本人の意思を尊重してもらえたと答えているという。

だがそれはあくまでケースバイケースで、延命措置をやめて自然に死なせてほしいという望みが、かなわないこともある。自分の意識がなくなったあと、反対する親戚が出てきたり、医師が、死なせてしまったことに対し後日訴えられたりしないかと恐れて腰が引けたりする場合が、ままあるのだ。

実際、気管支ぜんそく発作で心肺停止になり、回復の見込みがなくなった患者から人工呼吸器を外し、さらに鎮静させるため筋弛緩《しかん》剤を投与して死に至らしめた医師が、殺人罪で起訴され、有罪判決を受けるという事件があった（川崎協同病院事件。患者の死亡は一九九八年、最高裁で有罪判決が確定したのは二〇〇九年）。この判決は医療界に大きなショックを与え、延命措置の中止に消極的になる風潮が広がった。だが他方では、家族も納得してやったはずの行為で医師が犯罪者になるのは不当だとして、こうした行為が許される条件を定めて延命措置の中止を合法化する立法を求める声も上がることになった。

この立法の求めに答え、医師が患者の意思に従って延命措置をしないこと、またはすでにやっている延命措置を中止することを条件付きで認める法律をつくろうとする動きが、有志の国会議員の間で出てきた。

超党派の国会議員一四〇人ほどから成る「尊厳死法制化を考える議員連盟」は、二〇一四年一月までに、「終末期の医療における患者の意思の尊重に関する法律案（仮称）」を取りまとめ、公表した。患者本人の意思表示があれば、医師は、終末期にある患者に対し、新たな延命措置を開始しないことができる、またはすでに行われている延命措置を中止することができる、という内容だ。

この法案では、患者が終末期にあることを、二名以上の医師が一致して判断することが求められている。主治医だけの判断で命を縮める行為が行われてはならないという配慮に基づく条件だ。

そのうえで、延命措置の不開始または中止が認められるいちばん重要な条件は、終末期になったら延命措置を拒否する意思を、患者本人が、書面などによって、はっきり示していることだ。その場合、家族の同意は必要ないとされている。本人の意思表示に従って医療をしなかったり中止したりすることを正当な行為と認め、それを行った医師が訴えられたりすることがないようにしようというのが、立法の趣旨である。

この法案は議員連盟から各党での検討に委ねられたが、二〇一六年一月時点ではまだ、正式に国会に提出されるところまで至っていない。

この立法を推進しようとする人たちは、延命医療の不開始または中止による「尊厳死」を選ぶ自由と権利を、法律で認めるべきだと主張している。「尊厳死」したいという人にとって、それが果たされる保証がない日本の現状では、自分の望みどおりに死ぬ自由がないと感じられることになる。不自由だと思うから、自由を求めなければならなくなる。そのなかで、その自由を、法律で認めさせようという運動も起こってくるのである。これは、

第二章でみる、葬送の自由を求める人たちが置かれているのと同じ状況だといえる。

だが、延命措置の不開始または中止を合法化しようとする動きに対しては、難病などで長期の療養を余儀なくされている患者に死を選ばせる圧力になる、十分な医療を受ける権利を保障するのが先だ、と反対する声も上がっている。

私は、東京財団という民間シンクタンクで、関心のある人たちを一般公開で集め、生命倫理に関する時々の話題を議論する「生命倫理サロン」を催《もよお》してきた。そのサロンで二〇一四年七月に、尊厳死法制化を考える議員連盟の国会議員の方を招き、法案の趣旨と内容を話していただいて、議論したあと、参加者に法案への賛否を聞いた。結果は賛成九人、反対一三人、保留二人で、反対が賛成を上回った。先に挙げた立法への反対意見で示された懸念が、参加者の間にも多かったものと思われる。最後は無理に延命措置をしないで自然に死なせてほしいという素朴な思いも、いざそれを社会に認めさせようとなると、なかなか難しいことがわかる。

死なせてくれと医師に頼む自由はあるか

延命措置をしないで死を選ぶことを法律で認めるかどうかという議論を進める前に、きちんと考えておくべきだと思うのは、そもそも、望むとおりに死ぬ自由というものがほんとうにあるのか、ということだ。いや、このいい方はじつは正確ではない。尊厳死を求める運動では、延命措置の差し止めや中止は医師が行うものだということが、当然の前提にされている。実際に手を下すのは、医師である。つまり、尊厳死を求める人々は、死なせてくれと医師に要求する自由と権利が患者にはあると考えているのだ。

先に紹介した生命倫理サロンでは、尊厳死議連の法案を取り上げた回より前に、自分や身内の末期の医療をどうするかをテーマに取り上げ、議論したことがあった。その回で、参加者の医師から、「治療をやめて患者を死なせるのは医者の仕事ではない。延命措置をやめたいというなら、自分でそうしてくれ」という意見が出た。役所の審議会や学会のシンポジウムなどではなかなか聞けない率直な意見で、私は目を開かされる思いがした。

「尊厳死」の合法化を望む人たちは、延命医療の差し止めや中止を求める自己決定権が患者にはあると主張する。だが、そうした重大な行為を医者にやらせる自由と権利が、私たちにはあるだろうか。自分でやらずに人に頼んでやってもらうことを、自己決定だ、権利だといえるだろうか。医師には、拒否する自由と権利はないのだろうか。

医者まかせにせず自分で——米国での試み

この問題に長年取り組んできた米国では、末期がんの患者が延命医療を拒否して死を選ぶ決定をしたら、医師が手を下すのではなく、患者に致死の薬物を渡すことにする試みを行っている専門病院がある。

ワシントン州のシアトルを拠点に太平洋岸北西部地域で活動するそのがんセンターで行われたプログラムでは、渡された薬を飲んで死ぬかどうかは、患者本人の意思に委ねられる。医師は薬を渡すだけで、それ以上は何もしない。まさに先に紹介した生命倫理サロンでの医師の意見のとおり、患者を死なせるのは医者の仕事ではない、死ぬなら自分でやってくれ、というやり方である。死を自己決定する権利があるというなら、医者まかせにせず、自分でできることをする覚悟が必要なのだと、わからせてくれる例ではないだろうか。

二〇一三年に、専門誌でこのプログラムの施行結果が発表された。それによると、二〇〇九年から一一年までの間に、一一四人の患者がこのプログラムに入るかどうか検討され、カウンセリングなどを経て四〇人、三五%の患者が参加を決め、致死薬を受け取った。この四〇人の患者はその後みな亡くなったが、渡された薬を飲んで亡くなったのは二四人、全体の六割で、残りの一六人は、最後まで薬を飲まずホスピスで看取られるなどして亡くなったという。つまり、四割の人は、致死薬を受け取ってもそれを使って自ら死ぬことを選ばなかったのだ。これは興味深い結果だ。

医師が死なせてあげる代わりに、死にたいと思ったら自分でそうしなさいと患者に致死薬を渡して自己責任に委ねるというのは、酷なやり方のようにもみえる。だが実際は、患者は致死薬をもらったあとも、緩和ケアなどを受け続けることができる。そのなかで、辛くなればいつでも死ねる薬があるんだと思えるのは、ある種の安心を与えてくれるのではないだろうか。いつでも死ねる用意があると思えることが、逆に、目先の辛さを我慢して生きる気力につながることもある。四割の人が致死薬を飲まなかったという結果はその証拠だと、私は受け取った。

同じような取り組みとして、二〇一五年、今度はカリフォルニア州で法律が制定された。「生の終わりのオプション法」と名づけられたその法律では、シアトルの例と同じように、回復の見込みのない患者に医師が致死薬を処方することを条件付きで認めている。州内では、医療関連団体、障害者団体、宗教団体などが、この法案が成立したら、医療の機能不全が患者にしわ寄せされ、死の選択に向かわせられてしまうと反対する声を上げていた。

確かにそういう面もあるだろう。シアトルの例では、一つの専門医療センターが慎重に参加できる患者を選んで、間違いが起こらないように管理していた。そういう限定をせず、州全体で法律で認めてしまうと、大丈夫なのかなと思う。

こうした反対や懸念はあったが、州議会はこの法案を賛成多数で可決した。だが、議会で可決されても、州知事が署名しなければ、法律は成立しない。そこで知事がどうするか注目が集まったが、知事はこの難しい法案に反対せず、署名することを選んだ。その理由として、知事は、この法律によって、長期にわたる苦痛のなかで死に向かっている人に、自ら死ねる選択が保証されれば、安心につながると考えたとコメントしている（CNNの報道による）。つまり、致死薬を与えるのは、患者に死ねというのではなく、どうするか自分で決められる選択肢を与えるということであり、それは患者に安心をもたらすというのである。先に述べたように、シアトルの例もこれと同じ考え方の上に成り立っているように私には思える。死の自己決定権を認めるには、そうした考え方を受け入れる必要があるのではないだろうか。

医師に死なせてもらえる国、オランダ

医師に直接手を下させないで自ら死ぬ選択を認めようとする米国の試みとは違って、医師に死なせてもらえる権利を法律で認めている国がある。オランダである。

オランダには、家庭医という制度がある。公的健康保険に入るには、資格のある医師一人と契約しなければならない。つまり、かかりつけ医が法定化されているのだ。この医療制度のもとで、延命措置の不開始や中止は、とくに法律をつくることなしに、通常の医療行為のうちであると認められている。延命措置を拒否する意思を示せば、家庭医がその線に沿って手はずを進めてくれる。患者の意思を尊重し、「効果のない治療をして患者に危害を加えてはならない」のが医師の職業規範であるという考え方が、その正当化の根拠とされている。

延命措置の中止は、直接死なせるわけではない。それに対し、医師が積極的に手を下して患者を死なせるのは、刑法の嘱託《しょくたく》殺人罪や自殺幇助《ほうじょ》罪などにあたる行為になるので、法律によって許される条件と手続きが定められている。二〇〇二年に制定された、「要請による生命の終結および自死の援助審査法」がそれだ。「安楽死」という言葉は、法律では

使われていない。ヨーロッパではとくに、ナチスの非道な行為を想起させる悪いイメージがあるからだろう。だが一般市民の間では、この法律が認めていることを「安楽死」と呼ぶのが普通だ。そこには否定的な意味合いはなく、広く受け入れられているという。

この法律に基づき、オランダでは、不治でも末期でもない状態でも、本人がもう生きるのはいやだと思ったら、死なせてくれと家庭医に求めることができる。法律で、安楽死でなく「要請による生命の終結」としているように、死のうとする者の要請があることが、第一の条件だ。

要請を受けた家庭医は、ほかの医師にも面接してもらうなどして本人の状態と意思を確認し、死なせることを認めるかどうか決める責任を負う。認めると決めれば、ほとんどの場合本人の自宅で、または入所している介護施設などで、要請を受けた家庭医が致死量の麻酔薬や筋弛緩剤を注射などによって投与し、要請した者を死に至らしめる。家庭医は、苦痛なく死ねるよう、最後まで見守る。

このように医師が直接手を下して人を死なせるのは、通常の医療ではなく、刑法の罪にあたりかねない行為なので、間違いが起こらないよう、事前の審査や事後のチェック体制が法律で設けられている。家庭医だけでなく、ほかの医療者や検察官などの専門家が、一件ごとに責任をもって処理している。オランダでは、当事者の長年の努力の積み重ねで、死を選ぶ選択を、こういうやり方で認めることにしたのだ。

このほかに法律では、家庭医が準備した致死薬を要請者に渡し、要請者がそれを自ら飲むことで死ぬ、「自死の援助」も認められている。これは先にみた米国式のやり方と同じだ。オランダ医師会は、死を要請した者の責任が明確な自死の援助方式を勧めているが、実際に選ばれるのは、医師が手を下す方式が圧倒的に多いという。

ただいずれの方式にせよ、この法律による「安楽死」で実際に亡くなった人は、国民全体のなかではごく少数派だ。二〇一〇年の統計では、死亡総数に対する割合で医師による安楽死が二・八%、自死の援助は〇・一%だった。二〇一五年に発表された国の専門委員会の統計では、二〇一四年に医師による安楽死と自死援助が前年に比べ一〇%増え、全部で五三〇六件になったという。死亡総数に対する割合は、三・八%である。

これに対し延命措置をしないことによる死亡は一八%、死期を早める可能性のある疼痛《とうつう》緩和処置を受けて亡くなった人は三六%にのぼる。日本の現状からすると驚いてしまう高率だが、それがオランダ国民の選んだ現実なのである。

さらなる自由を求めて——自己安楽死

このようにオランダでは、延命措置の差し止めから安楽死まで、死なせてくれと医師に頼む自由と権利が、幅広く認められている。だが安楽死については、要請を認めるかどうか最終的に判断するのは家庭医だ。要請後の話し合いを通じて、家庭医に納得してもらえなければ、死の要請は認められないこともある。そのため、家庭医を説得するノウハウを解説したマニュアルが出ているそうだ。つまり自分の望みがかなえてもらえるかどうかは家庭医しだいなわけで、その点では、死なせてくれという自由と権利は制限されていることになる。これでは「安楽死」は、患者にとってのよき死という理念を離れ、規則に縛られた「医師が関わらなくてはいけない生命の終結」になってしまっている、との批判的な見方もあるという。

そこで、医師からの制約を受けずに、望みどおり死ぬ自由を実行しようという人たちがオランダでは出てきた。近年、医師が関与しない「自己安楽死」が広がりつつあるという。

これは最初は、家庭医に死の要請を認めてもらえなかった人たちが考えて始めたことだそうだ。いわれてみれば当然だが、法律で社会が認めたことで、本人の確かな要請があるとはいっても、医師にとって、安楽死を行うのは、ものすごく辛いことだ。だから断る医師もいる。長年世話になって付き合いのある家庭医に、そんなことを頼むのは忍びないと思う人もいる。だから自分でやろうというのだ。

医師による安楽死でもそうだが、自己安楽死でも、オランダでは本人が家族をはじめとした親しい人たちと徹底的に語り合って、自分の意思を示し、納得してもらいながら、その人たちに囲まれて死んでいくそうだ。周りの者は、ほとんどの場合、最終的には本人の意思を尊重するという。その点で、一人で思いつめて死ぬ自殺と、自己安楽死は、まったく違うものだと考えられている。

具体的にどうやるのかというと、自己安楽死を支援する活動を行う団体があって、公開のウェブサイトを通じて、医師を介さずに致死薬を入手する方法や、周りの人への配慮のしかた、実際の手順などを詳しく教えてくれる。本人以外の人が致死薬の入手に関わったり、飲んで死ぬのを手助けしたりすると、自殺幇助で罰せられる恐れがあるので、注意が必要だ。最後には周りの人たちは別室に出てもらうなどの工夫がいるという。

薬は規制が厳しいので、最近お勧めの方法は、肉などを冷凍する樹脂の袋を頭からかぶって、風船を膨《ふく》らませるヘリウムガスを吸うやり方だそうだ。支援団体のウェブサイトでは、その方法も模擬実演の動画付きでアップされているという。

いや、すごい。自己安楽死は、法律に基づく医師による安楽死や自死援助よりも多くなっていると推定する専門家もいる。死を選ぶ自己決定権ここに極まれり、という感じだ。

死ぬときだって、自由には責任が伴う

自由と権利には、責任が伴う。望みどおりに死を選ぶ自由と権利があるというなら、その行為には自分で責任をとれなければならない。自分を死なせてくれと人に頼んで手を下させる権利は、ないと私は思う。オランダの安楽死事情を知って、ますますそう思うようになった。

繰り返すが、自分でやらずに人にやってもらうことを、自己決定する権利があるとはいえないだろう。頼むのは自由かもしれない。だが実行させる権利まではない。オランダでは、医師に手を下して死なせてくれと頼む権利はあるが、頼まれた医師には、その要請を却下し、断る権利もある。じゃあ自分でやるというなら、それもいいでしょう、というのがオランダの現状なのだ。それこそほんとうの自己決定の姿だろう。望みどおり死なせてくれというなら、これくらいの覚悟が必要だということだ。

米国やオランダの例を知って、私は、いざとなったら死ねる手段を用意してもらえるのはいいなあと思った。オランダ人も同じように受けとめているようで、医師による安楽死や自死援助が選べるという安心感がもてて、将来末期になったときの不安を感じずにすむと思っている人がけっこういるそうだ。実際に安楽死する人がごく少数派（医師による安楽死は全死亡の四％弱）である事実からみても、オランダの安楽死の制度は、実際に死なせるというよりは、精神的な安全弁として機能している面があることがうかがえる。

先にみたように、カリフォルニア州の知事も、死なせる法律ではなく安心を与える法律だと考えたから認めたとコメントしていた。末期になったら死ねというのではない。延命措置を望む人はそうすればよい。延命措置の差し止めや中止を合法化することで、暗に死ぬのを選ぶよう強制されるような状況をつくることは、けっして許されない。だが逆に、この問題でいかなる法制化にも反対することで、結果的に、いざとなれば死なせてもらえるという安心をもてる方策を否定し、どんな状態になっても生き続けなければいけないと強制するような状況をつくってしまうのも、いかがなものだろうか。この点のバランスをどうとるかが、大事なことだと思う。

日本ではどうするのがよいか

さて、では日本では、これからどうするのがよいか。ここまで読んでくださった読者のみなさんは、どうお考えだろうか。

医師が致死薬を注射して死なせる「安楽死」まで認めていいんだろうかと思う人もいるだろう。東京財団の生命倫理サロンで、オランダの安楽死事情を聞いて議論した回でも、日本ではここまでやる必要はないだろうという意見が出た。それに対し、とくに反論や異論はなかった。日本では、患者、家族、一般人だけでなく医師もそのほかの医療者も、死ぬということをあそこまでドライに受け取ることはできないのではないかという違和感があったのだと思う。また、オランダの安楽死を成り立たせている、対話を通して個人の自律が尊重される文化風土が、日本にはないという理由も挙げられるだろう。

だが、繰り返しみてきた、二〇一〇年に朝日新聞が行った世論調査では、病気の苦痛に耐えられなくなった場合、投薬などによる安楽死を選びたいと答えた人は七〇％、そうした安楽死を法律で認めることに賛成と答えた人は七四％にのぼった。ずいぶん高い賛成率で驚く。生命倫理サロンと逆の結果になったのは、サロンでは異論のある人は発言せず黙っていたからなのかもしれない。あるいはそうではなく、アンケート調査で十分な予備知識なしに聞かれて答えたのと、現地在住の人に詳しく実情を聞いたうえで判断したのとが、大きな違いを生んだのかもしれない。私はあとのほうの要因が大きいのではないかと思う。

安楽死は、嘱託殺人や自殺幇助にあたる行為なので、許される条件と適正な手続きを定めた法律をつくることなしには、受け入れるべきではないだろう。日本では最高裁が安楽死の認められる条件を示したことがあるが、それを立法化しようという動きはない。だから日本の医療現場では、安楽死まで踏み切ることはできないし、するべきではないだろう。

だがせめて、オランダでのように、延命措置の差し止めや中止は、通常の医療のうちと認めてほしいと思う人は、多いのではないか。生命倫理サロンでも、そういう感想が多かった。問題は、その認め方だ。延命措置をやめて自然に死なせてくれというのは、自己決定権に基づく当然のことではなく、あくまでお願いしてやってもらうことだと、わきまえるのが筋ではないだろうか。事前に意思表示をするにしても、近しい人々や担当医らとのやり取りを通じて、納得してもらうなかで実現すべきことだと思う。それなしに頭ごなしに、法律で国家の後押しを借りて認めさせるのがよいことかどうか、きちんと議論すべきだ。

同じヨーロッパでもフランスでは、オランダと違って、安楽死は認められていない。二〇〇五年につくられた法律では、延命措置をしないことを望む事前意思の表明を患者の権利として認める一方で、実際に末期になってどうするかは、医師がその裁量権で決めることとした（ただし主治医一人で決めるのではなく、同僚間で検討するよう求めている）。そして、苦痛を緩和するケアなど適切な終末期医療を提供できる体制を整えることを国に義務づけた。望みどおりに死ぬ自由と権利を合法化するよりも、充実した医療を受ける権利を実現することを優先させた政策だといえる。フランスでは、終末期の緩和ケアの整備がよその国に比べて遅れていたことが、こうした政策がとられた大きな理由として挙げられる。

ただフランスではその後、もう一歩踏み込んだ立法を望む声が高まり、二〇一五年に、本人の事前意思表示に基づいて、死につながる深い鎮静処置を医師が行うことを条件付きで認める法案が議員提案で国会に提出された。そこには、患者の事前意思表示に医師は従わなければいけないとの規定も加わった。この法案が成立すれば、死を選ぶ患者の意思表示の権利が強められ、医師の裁量権が狭められることになる。だがこの法案には強い反対や懸念が出され、上下両院で二回ずつの審議を経ても合意が得られず、両院協議会にもち込まれることになった。フランスでは、患者の意思に基づいて医師が積極的に手を下して死期を早める行為を合法化することには、なお相当の抵抗があることがわかる。法案は、大筋を保ちつつ反対派にも配慮した妥協案がつくられ、二〇一六年一月末に国会で可決され、成立した。しかしまだ是非の議論は続いており、「死につながる深い鎮静処置」が医療現場で実際にどれくらい行われるようになるか、まったくわからない。

こうしたフランスの例は、日本で今後どうすればいいかを考えるのに、参考になると思う。延命措置はしないでよいとの事前意思表示を患者の権利として認めるが、実際どうするかは医師の裁量と責任に委ね、合わせて緩和ケアなどの医療の充実を国に課す。この、フランスがとった当初の対応のしかたは、日本でも受け入れられるのではないだろうか。ただその方向で社会的な合意をまとめてみることにするとしても、議員連盟がつくったような、いわゆる尊厳死法案を国会にいきなり出すのではなく、私が生命倫理サロンでやってきたような、外国の実例も含めた偏りのない情報提供に基づく議論を、さまざまなところで積み重ねていくべきだろう。

望みどおりに死ぬ自由は、あるか。頼む自由はあるが、実行させる権利まではない。それが、本章がたどり着いた、とりあえずの結論だ。

死後、自分が望むとおりに葬ってくれというのも、これと同じように考えられるのではないだろうか。オランダの安楽死のように、周りの人たちと徹底的に語り合い、納得し合ってはじめてできることなのではないだろうか。

望みどおりに葬ってくれと求める自由は、どこまで、どのように認められるか。第二章から第四章にかけて、具体的な例をみながら、じっくり考えていってみたい。

第二章　葬るのもたいへん
——葬送はどこまで自由か

散骨の自由を求めて

「葬送の自由をすすめる会」という市民運動団体がある。

一九九一年二月に設立され、二〇〇二年にはNPO法人（特定非営利活動法人）となった。その定款《ていかん》によれば、この会は、「『葬送の自由』についての社会的合意をひろげ、地球環境を保全するための自然葬のあり方を研究、啓蒙、普及、実践することを目的とする」としている。そこでいう自然葬とは、序章でもふれたように、海や山などに遺骨を撒く、散骨のことである。散骨というと、ばらまくだけのようで、あまりよくないイメージもある。そこで葬送の自由をすすめる会では、「自然の理にかない、しかも環境を破壊しない葬法」という意味を込めて、自然葬という言葉を使っている。

この会は、違法でできないとされていた海や山への遺骨の散布を、葬送の一つのあり方として、公然と行える道を開く活動を行ってきた団体である。

日本では、死ねば火葬にし、墓石を建て、その下につくられた納骨スペースに遺骨を納めるのがあたりまえで、誰もがそうするものと決まっていると思われていた。お骨を墓に入れないで海や山に撒いてほしいという人は昔からいたが、それは公序良俗にもとること、あるいはもっと厳しく法律違反だとさえ考えられてきた。

そこで散骨を実現するための運動を始めようとした人たちは、一九九〇年ごろから、新聞への寄稿や関係諸官庁との意見交換などを通じて、散骨には一定の支持があり、ほんとうは法規制の対象外であることを確かめるなどの慎重な準備を行った。そのうえで、葬送の自由をすすめる会を発足させ、一九九一年十月に、神奈川県の相模灘で、ほかの人に迷惑をかける恐れのない沖合に出て、白昼堂々と船上から海への散骨をはじめて行った。

これは、葬送のあり方に風穴をあける、画期的な行動だった。やってはいけないと思われていたことを、そうではないのだと示してみせたのだ。この出来事は新聞などで大きく取り上げられた。その際、マスコミによる取材に答えて、当時の厚生省は、所管する「墓地、埋葬等に関する法律」(以下、「墓埋法《ぼまいほう》」)は遺灰を海や山に撒く散骨は想定しておらず、同法の規制の対象外であるとした。墓埋法には、「埋葬又は焼骨の埋蔵は、墓地以外の区域に行ってはならない」という規定があって、散骨はこの規定に抵触するから日本ではできないと考えられていたのだが、厚生省は、この規定は散骨を禁じたものではないという見解を示したのである。

もう一つ、刑法には死体だけでなく遺骨の遺棄も禁じる規定があって、散骨はその遺骨遺棄罪に問われるとも思われていた。だが法務省は、同じく葬送の自由をすすめる会による海上散骨第一例についてのマスコミの取材に答えて、葬送のための祭祀《さいし》で節度をもって行われる限り問題はないとし、違法性を問わないとの見解を示した。

以後、賛否両論のあるなかで、葬送の自由をすすめる会は、節度ある散骨の実施を積み重ねていった。会員数は設立当初二〇〇人ほどだったが、二〇〇八年ごろのピーク時には一万人を大きく超えるまでになった。会による自然葬の実施回数は、二〇一五年七月までに計一九三三件となり、合同葬を含め二五〇〇人近くの人を海や山に送った実績をもつ。

この会の活動のおかげで、散骨を意味する自然葬という言葉は市民権を得て、一九九五年には『大辞林』、一九九八年には『広辞苑』といった代表的な日本語辞書に見出し語として載るようになった。いまでは、葬送の自由をすすめる会以外でも、主に海への散骨を引き受けてくれる葬祭業者が出てきている。当初は会に入らないと自然葬できるすべがなかったが、いまや、会に入らなくても、インターネットで自然葬をしてくれる業者を探して頼めるようになった。葬送の自由をすすめる会の会員数は、近年減少に転じている（二〇一五年時点で、七〇〇〇人を割る）。それは高齢の会員が亡くなるなどした自然減によることに加えて、自然葬を希望する人がこの会に入る必要がなくなったという事情もある。

つまり会員数の減少は、散骨がそれだけ日本社会に定着した証《あかし》だと考えられる。

自然葬運動が出てきた背景

散骨してほしいと願う動機は、人によってさまざまだ。自然に還りたいという素朴な思い、生命の恵みをいただいて生きてきたので自分もそこに生命の糧《かて》として還りたい、生命の流れに還るのが自然でいい、という人が多い。ダイビングや登山を愛好していたので、好きな海、山に還れるのはうれしいという人もいる。生まれ故郷、住んでいたところ、よく出かけていたところなど、特別の思い出のある場所またはそこを見渡せる場所に撒いてほしいという人もいる。一度行ってみたかったところ、もう一度行きたかったところに、と願う人もいる。無宗教なので、とか、身内の葬儀や墓のありように納得できなくて、と、あたりまえとされてきた慣習への反発から散骨を選ぶ人もいる。

そうしたさまざまな思いに応えて、海や山への散骨＝自然葬をする自由を求める運動が出てきた背景には、葬式から墓までの、死者を弔うやり方全般の変化があった。

葬送の自由をすすめる会ができる直前の一九八〇年代は、それまで徐々に進んでいた、葬式や墓のあり方を巡る変化が、目に見えて表に出始めた時代だった。それは、葬送の現状につながる変化が始まった時代だったといえる。

序章でみたように、古い習俗のなかで行われていた葬儀は、親戚や近隣の人々が必要な物資をもち寄り、労力を提供し作業を分担することで支えられていた。それが現代の葬儀になると、周りの人々が提供していた現物や労力が、会葬者の香典という形で現金に代わり、それが葬祭業者に払われる代金となって、業者がすべての作業を肩代わりするようになる。たとえば近しい親族の重要な役割だった、清め（湯灌《ゆかん》）や納棺といった、遺体に直接手をふれる作業も、みな故人とつながりのない葬祭業者にまかされるようになった。そしてその分だけ、親族や地域社会の人々の葬儀への関与は少なくなっていく。

こうして葬儀は、古い習俗のなごりである葬具や作法を一部残しながらも、故人と生活をともにしてきた周囲の人々が関与する、通夜、葬式から野辺送りに始まり、四十九日から年忌法要まで続く長いプロセスから、業者がほとんどの作業を行い、人々を巻き込む度合いが最小限になるような一回の告別式だけのイベントへと、変わっていった。この変化をもたらしたのは、産業化、都市化、核家族化などによる生活基盤の変化に伴う、人間関係の分散と縮小である。

そうした葬儀の変化をもたらした人間関係の変わりようは、墓のあり方にも変化をもたらす。それは一言でいえば、墓の乱立である。故郷の先祖代々の墓にみなでまとまって入る慣習がすたれて、生活基盤の単位となった核家族ごとに、めいめいの墓を都市部に建てるようになった。そのため大都市近郊では、霊園をつくるために広大な山林が切り崩されて、乱開発が行われるようになった。葬送の自由をすすめる会設立の中心人物で、初代会長になったジャーナリストの安田睦彦《むつひこ》氏は、霊園開発はゴルフ場開発と並ぶ自然破壊だと断じ、そうした環境破壊を続けるのをやめるためにも、墓に入らず遺骨を撒く自然葬を広めるべきだと訴え、支持を集めた。それだけ、当時目に見える形で、墓づくりのための乱開発が進んでいたのである。

墓をとりまく状況の変化と新形式の登場

こうした墓の乱立の動きが進むと、日本の狭い国土は、いつか霊園で埋まってしまい、新たに亡くなっていく人たちの入る余地がなくなって、墓を建てたくても建てられないようになってしまう。一九八〇年代前半にはすでに、新聞には「恨めしや、あの世も住宅難」（朝日新聞東京面、八二年五月二十四日付）、「霊園あと十年で満杯」（同社会面、八四年五月二日付）といった見出しが躍り始めていた。

そこで東京都をはじめとした大都市部の自治体では、墓不足が迫っているとの危機感から、個々に一定の敷地に墓石を建てる旧来の墓ではなく、共同の集合墓や納骨堂といった、スペースをとらない新しい形式の墓の導入を提案するようになった。一九八八年に東京都が納骨堂形式を奨励した報告書を出すと、マスコミではこれを、「『立体墓地構想』立ったままで眠るクセがついていますからね――通勤客」と皮肉っている（朝日新聞「かたえくぼ」八八年四月三日付）。当時まだ、納骨堂はそれだけ珍奇な墓の形式だと受け取られていたことがわかる。

だがその後、墓の新形式を勧める流れがだんだんに積み重なった結果、いまでは、大きな石塔を建てるのではなく小さなプレートだけの墓、納骨堂だけの墓が普及するようになった。墓も一戸建てでなく、マンションや集合住宅になる例が増えたわけだ。さらに、大勢の人と合祀《ごうし》されるシェアハウス式も出てきた。合祀墓は、最初は墓を継ぐ人のいない単身者の求めに応じてつくられたものだった。その先駆けとなった例の一つが、一九八九年に「女の碑の会」が京都で建てた共同の納骨堂である。

単身者だけではなく、結婚している女性たちの間でも、婚家の墓に夫と一緒に入るのはいやだという声が表立って上がり始めたのが、やはり同じこの一九八〇年代のころだった。

家代々の墓だけでなく、核家族単位の墓も否定する動きが出てきたのである。

こうして人の葬られ方が、一族、大家族単位から核家族・夫婦単位となり、さらには個人単位になっていきそうな流れが生まれた。繰り返していうと、その背景には、都市化と核家族化によって、親族や地域社会などにおける人間関係の縛《しば》りが弱まっていったことがある。その結果、日常生活の単位が家族でなく個々人に分散していき、個人の自由度が高まって、高度消費社会が実現していく。たとえばテレビやステレオは、昔は一家で一台、家族単位で見たり聞いたりするものだった。それがいまでは、携帯端末の開発と普及で、すっかり個人単位のものになっている。そのように、生活のあらゆる場面で、個人を単位とした選択肢が増え、人それぞれのさまざまな暮らし方ができうる方向に社会が動いていった。墓のあり方も、徐々に、その流れのなかに入っていく。その始まりが、一九八〇年代だったのである。

散骨はらち外、「想定外」だった

だが、どんな墓に入るかの選択肢が増えていったといっても、すぐにそのすべてが実現したわけではなかった。一九八〇年代から九〇年代にかけて、なおほとんどの人は核家族単位の墓を求め続けていて、霊園開発もやむことはなかった。「一戸建て」でない墓は少数派にとどまり続け、個人単位あるいは家族でなく友人とか有志の人と入る共同墓などは、まだまだ珍しい選択だった。

墓の形式でさえそうだったので、いわんや、墓に入らないで海や山に撒かれたいという散骨は、選択肢の拡大のらち外にあった。それは多くの人々にとって、「想定外」だった。だから、散骨を望む人たちは、それを選ぶ自由を求める運動を起こさなければならなかったのである。「葬送の自由をすすめる会結成趣意書」は、こう訴えている。

「私たちは、先入観とならわしに縛られて自ら葬送の自由を失っていると言えるでしょう。／（中略）死者の数は年々累積して無限にふえていきます。墓地に埋葬する方法しか知らない今の日本では、死者のための墓地が山々の緑を剝《は》ぎ取り、空き地を占領して、生きているものが享受すべき自然を食い潰していくのです。（中略）／狭い国土の中で、墓地の不足が深刻な問題になっています。（中略）永代供養のできない単身者や子どものいない夫婦は寺や霊園から敬遠されます。墓地をもてない悩みはこれからますます深刻になるでしょう。そのためもあるのでしょうか、遺灰を海・山に撒きたいという人がふえています」

そこで始められた、海・山への散骨を行う自由を求める運動が一定の成功をおさめた結果、散骨は葬り方の選択肢の一つとして認められるようになって、今日に至っている。散骨を請け負う業者が次々と出てきたし、普通の霊園のなかにも、樹木葬といって、墓石を建てずに木の根元に遺灰を埋める特別の区画を提供するところが出てきている。これも散骨＝自然葬が認知された結果、その一つのバリエーションとして登場した葬法だといえるだろう。墓の形式が増えるだけでなく、葬り方にも選択肢が広がってきたわけだが、そのようになるまでには、一〇年、二〇年という歳月が必要だった。

葬法と葬式の違い

散骨のことから話を始めたので、遺骨をどう扱うか、墓をどうするかを先に考えてきたが、葬送といえば、その前に、葬式のことを考えておかなければならない。

同じように新しく出てきた葬送のやり方でも、家族葬や直葬などは、散骨などの遺体、遺骨の処理のしかた＝「葬法」ではなく、「葬式」、つまり死者を悼み、残された者たちが哀悼の意を交わす儀式の面に関わることである。序章の表1（19頁）で整理してみたように、それは、遺体の処理のしかたとは、切り離して考えることができる。いいかえれば、葬法と葬式を別々に考えることができるようになったのが、現代の葬送の特徴だといえる。

かつては、遺体の処理と死者を送る儀式はひとつながりの営みで、終始一貫、同じ人たちが関わり、担ってきた。葬法と葬式を分けて考えることはできなかった。だが現代では、先に書いたように、葬送を担う人間関係が縮小し、業者や行政がそこに代わりに入るようになって、遺体の処理の作業と、イベントとしての葬式のつながりが薄れた。遺族は遺体の処理に直接関わらなくなった。いま遺族がやるのは、火葬炉に入れられる棺《ひつぎ》を見送り、焼骨を拾って骨壺に納めるくらいだが、それは、遺体の処理というより、死者を送る儀式としての性格のほうが強くなっている。

こうして遺体の処理と切り離されたセレモニーになった葬式は、今後、葬法よりも自由度が高まっていくとみることができるだろう。同じ葬送でも、葬式をどのようにするかということは、墓の形式や遺骨の処理のしかたをどうするかというハードな面に比べ、イベントの演出というソフトな面なので、制約が少なくてすむからだ。一回限りで終わることだから、どんなに豪華にもできるし、節約して簡略にすますこともできる。

現に、葬式の選択肢もいろいろに広がっている。残される人たちと別れを告げるセレモニーというなら、生きている間にすませておこうという人も出てきた。生前葬といって、本人が挨拶し、集まった人たちが思い出やお礼の言葉などを述べる。当人が死んだつもりで死に装束を着て棺に納まってみせるような演出もあるそうだ。ふざけていると思う向きもあるだろうが、葬式がイベントとしての性格を強めれば、こうした演出も自由に選べるようになるのだ。

このようにみれば、新しい葬送のしかたの提案という点では同じでも、0葬は、家族葬や直葬と根本的に違うことが、おわかりいただけるだろう。家族葬や直葬は、葬法でなく葬式のやり方である。それに対し0葬は、火葬後の遺骨の処理のしかたの選択肢であり、イベントとしての葬式の選択肢ではない。新しい葬法であって、新しい葬式のしかたではないということだ。0葬は、主に旧来の葬儀の慣習をよしとする人たちから激しい批判を浴びているが、序章でも述べたように、0葬でも葬式を一切しないとまではいっていない。葬送の自由の是非を議論するときには、遺体の処理のしかた＝葬法のあり方と、セレモニーとしての葬式のあり方を、分けて考えるべきだろう。私は、葬式のあり方よりも、葬法のあり方のほうが、次の世代や環境へ与える影響などの点で、より大きな問題を抱えていると思う。そこで以下では、葬法に話を絞って、考えを進めてみたい。

自由をすすめる、ということの意味

人々の意識のなかで一度開かれた自由の扉は、もう閉じられることはない。これから一〇年先、二〇年先には、さらにいろいろな葬り方の選択肢が出てくるかもしれない。そうなったときをみすえて、葬送の自由がすすむことは私たちに何をもたらすのかを、じっくり考えてみなければならないと私は思う。

散骨の認知を求める運動を起こした人たちは、そのためにつくった団体の名前を、「葬送の自由をすすめる会」とした。私は、この名前はとても大事なことを示していると思う。

この会の運動の目的は、散骨＝自然葬の実行を社会に認めさせることにあったし、会の実際の活動も、自然葬の実施が中心だった。だから会の名前は、「散骨を進める会」でも、「自然葬を広める会」でもよかったはずだ。だが、会を設立した人たちは、そういう名前は選ばなかった。それはなぜなのだろう。「葬送の自由をすすめる」という看板は、どういう意味をもっているのだろうか。

この会をつくった人たちが抱いていた最も切実な思いは、日本には葬送の自由がない、それはおかしい、自分たちが望む葬られ方ができるようにしよう、ということだった。その思いが、会の名前に表われている。ここには、たいへん野心的な志が込められていると私は考えたい。「葬送の自由をすすめる会結成趣意書」は、こう宣言している。

「私たちは、なによりもまず、死者を葬る方法は各人各様に、亡くなった故人の遺志と故人を追悼する遺族の意思によって、自由に決められなければならないと考えます。ですから私たちは、環境問題や社会問題だけから葬送の自由を主張するものではなく、墓を造る自由を否定するものでもありません」

初代会長の安田氏は、さらに著書でこう述べている。

「散灰した残りの遺灰を故郷の墓に納めたり、散灰した山に記念の木を植えて、墓代わりのように思う人がいてもよい」「つまり自然葬は『葬送の自由』をすすめる運動の象徴的突破口で（中略）本会の運動は、単に山や海に遺灰をまくことだけを目的とする『散灰』運動ではなく、『葬送の自由』をすすめる運動なのである」

ここで安田氏ははっきりと、会の運動の目的は散骨の実行だけではないといっている。会が実現を目指す葬送の自由とは、遺骨を墓に納めず海や山に撒くことができるようになるということだけではない、というのだ。旧来の墓に入るのも自由だ。墓は要らないというのが自由なら、いや墓は要る、というのも自由なはずだ。それを会は認めるというのだ。

それが、葬送の自由をすすめる、ということなのである。

いままでは、墓は要るという人たちの勢力のほうが問答無用に強かったから、墓は要らないと思う人は、とても不自由だった。だから墓をつくらないで遺骨を自然に還す自由を求める運動を起こさなければならなかった。だがその力関係は、葬送の自由をすすめる会の活動のおかげもあって、少しずつ変わってきた。いまはむしろ旧来の葬儀と墓に固執する仏教界や葬儀業界のほうが、危機感をもち始めているのではないだろうか。彼らのほうが、墓に入る自由を主張しなければならなくなる日が来るかもしれない。

序章でもふれたように、いまはまだ、社会全体からみれば、旧来の墓を求める慣習は根強く、あまり変わっていないようにもみえる。だが将来もずっとそのままの状態が続くとは限らない。墓に入りたくても入れないような時代が来て、墓に入りたいと思う人がその自由を主張しなければならなくなったら、今度はその人たちの思いを実現させるよう手を貸すべきだということになる。葬送の自由をすすめるとは、そういうことなのである。

もちろん、こちらの自由を認めない者の訴えに耳を貸す義理はない。だが、お互いの自由を認め合ったうえでのことなら、どんな主張に対しても開かれた対話をする姿勢をもたないといけない。自分の自由を認めてほしければ、ほかの人の自由も、認めなければならないのだ。

もし異なる自由の主張同士がぶつかり合って両立しない事態が起こったら、議論して調整することが必要になる。そこでお互いを尊重し合って対話を重ね、ことを進めるのが、民主主義の政治である。大げさに聞こえるかもしれないが、葬送の自由をすすめるという理念は、葬送のあり方を「突破口」にして、そうした真の民主主義を日本に根付かせようとする可能性をもったものだと、私は考えたい。死は誰にでも平等にやってくる。死ねば弔う。だから葬送のあり方は、すべての人が考える問題であり、自由と民主主義を身につけるためのとっかかりとして、誰でも入りやすい格好の題材になると思う。

そうすると次に考えておかなければならないのは、葬送の自由の範囲はどこまで広がるのかということだ。序章で述べたように、人間はじつにさまざまな葬法を編み出してきた。将来、いまは想像もつかない、まったく新しいやり方も出てくるかもしれない。散骨だけが葬送の自由の対象ではないとしたら、では亡くなった人を葬るやり方は、どこまで自由になっていいのだろうか。

鳥葬をする自由はあるか

この問題について考えを進めるために、ちょっと極端な例を取り上げてみよう。

チベットには、鳥葬という独特の慣習がある。鳥に食われて天に還ることを願うという、宗教的な意味が込められた葬法だ。

実際のやり方は、専門の職人が、遺体を山のなかにある専用の葬場に運んで、大きな刀で細かく切り刻み、鳥がついばむのにまかせるというものだ。切り刻まないと鳥がついばみにくく、骨になるのに時間がかかりすぎるから、きちんと解体する。専門職人の技が必要なので、それなりに費用もかかる。

チベットの文化と宗教に憧《あこが》れる日本人は、少なくない。本屋に行けば、宗教や精神世界のコーナーに、関連書がいろいろ並んでいる。そうしたチベット・ファンのなかから、ラマ僧に帰依《きえ》して死後は鳥葬にしてほしいという人が出てきたら、どうするか。日本に在住するチベット人が亡くなって、遺族が鳥葬で葬りたいと望むこともあるかもしれない。遺体を国際搬送《はんそう》するのは、とても手間とお金がかかる。チベットに帰して鳥葬をするのはたいへんなのだ。

実際にやることだけみれば、鳥葬は、死体損壊と遺棄にほかならない。日本で古くは行われていたという、遺骸を山林に遺棄して鳥獣がかたづけてくれるのにまかせるというやり方と、チベット式の鳥葬はまったく違う。山林への遺棄では遺体の解体まではしなかっただろうからだ。

だから日本では鳥葬は、その宗教的意義の信仰をもたない大多数の人に、強い抵抗感を引き起こすだろう。ほんとうに鳥葬をやろうと思えば、専用の葬場をつくらなければならないが、日本では墓埋法に基づいて、地方自治体の長の許可がいる。ちなみに山への散骨も、業者が専用の場所を設けて行うには、同じように自治体の長の許可がいる。そのことで過去に周辺住民ともめた例もあり、散骨場の開設を規制する条例を設けているところもある。これについては、第四章で詳しくみたい。

そのように遺灰の散布すら反対されることがあるのだから、まして遺体の肉を鳥が口にくわえて飛んでいくなんていわれたら、そんな施設の開設を認める自治体は、まずないだろう。

こうした日本の状況は、鳥葬をしたいと望む人からみれば、不自由だ。では、散骨だけが自由の対象ではないとする葬送の自由をすすめる会は、鳥葬が自由に行えないことにも異議を唱えて、実施を認めるよう求める運動を起こすべきだろうか。国内でだめならチベットに行ってやりたいという会員が出てきたら、会はその人の「鳥葬をする自由」の実現を支援するべきなのだろうか。一般社会は、それを支持するだろうか。

さすがに現実には日本で鳥葬を求める人はいないようだが、葬送の自由をすすめるといったら、どこまで考えなければならないのか、一つの思考実験として、議論してみてもいいと思う。

日本ではもう土葬はできない？

鳥葬は日本の慣習とだいぶかけ離れているので、もう少し日本の習俗になじんだ例で考えてみよう。

火葬はいやだ、昔のように土葬にしてほしい、という人はいるだろうか。私は最近、ある女性歌人がまじめにそう語るのを聞いて、さすがに芸術家は違うものだと感心した。

日本ではもう土葬はできないと思っている人は多いようだ。それは間違いではないが正確ではない。土葬を禁じた法律はない。各地方自治体が、その地域の実情に合わせて、土葬できる区域を制限したり禁止したりした条例を設けているだけである。

たとえば名古屋市は戦後かなり早い時期から、「本市地域内の墓地には、死体を埋葬してはならない」と定め、一律土葬を禁止していた。大阪府は、「埋葬（土葬）の慣習のある墓地であると知事が認める墓地の区域を除く府の区域」で土葬を禁じていた。東京都では、島嶼《とうしょ》部を除くほとんどの地域で、「墓地において焼骨のほかは埋蔵または埋葬させてはならない」として土葬を禁じているが、公衆衛生上の問題などがないと自治体の長が認めた場合はこの限りではない、というただし書き付きのところも多い。つまり、例外として土葬できる余地を残しているわけだ。

これに対し、神奈川県や横浜市の条例では、土葬禁止の規定はない。興味深いことに、東京都でも、神奈川県、横浜市に隣接する町田市の条例には、同じように土葬禁止の規定がない。葬送の慣習については、都県の区割りとは違う、独自の地域性があるのかもしれない。

このように、法的には地域ごとに多少の違いはあるものの、実際は、全国で土葬はもはやほとんど行われていない。二〇一三年度の統計でみてみると、全国の死亡総数一三二万人あまりのうち、土葬されたのはわずかに三七八件だけである。しかもその六割は死胎、つまり妊娠一二週以上になってから死産ないし中絶された胎児を供養して土葬にしたもので、それを除いた土葬数は、一三九件だけだ。火葬率は九九・九七％、世界一の高率である。

とはいえ、火葬は一〇〇％ではない。まだ土葬にしている人もいると知って、驚かれる方もいるかもしれない。死胎を除いた土葬の数は、二〇一三年には、都道府県別で多い順に挙げると、奈良県三〇件、島根県二一件、高知県二〇件、沖縄県一〇件だった。このほかに一桁台の都府県が二一ある。条例に含みを残していた大阪府は一件、禁止規定のない神奈川県では四件あった。さらに原則禁止の条例のある東京都区部でも、五件の土葬が報告されている。例外として区長が認めたケースがそれだけあったということだ。つまり、この年に、全国四七都道府県のうち、土葬ゼロは二二道県だけだったともいえる。日本全国ほぼ一〇〇％火葬だが、土葬される人も絶えてはいない。そうした状況が、ここ一〇年以上続いているのである。

火葬が増えた時期とその背景

世界的にみれば、いまでも多くの国で土葬が主流である。そのなかで日本では、かなり早くから火葬が普及していた。明治末年から大正初期、西暦でいえば一九世紀末から二〇世紀はじめに、全国の火葬率は三〇%近くに達していた。さらに昭和に入り、太平洋戦争前には全国の火葬率は五〇%を超えていた。

図2　日本の火葬率・年次推移

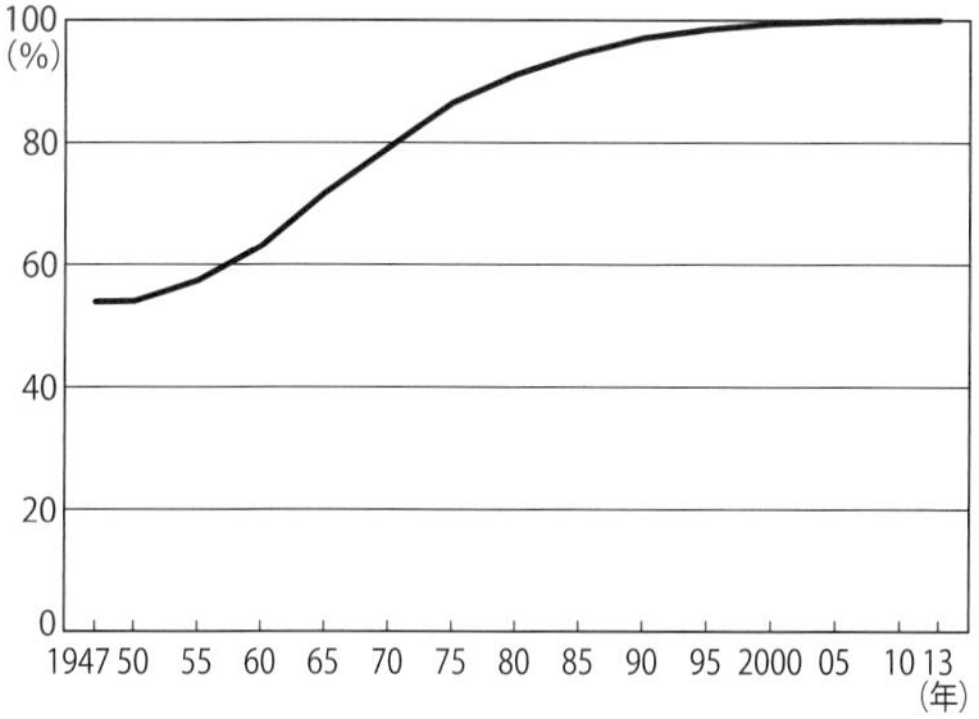

（厚生労働省衛生行政業務報告より）

　戦争の激化と敗戦を挟んで、一時火葬は大きく減ったが、戦後、一九六〇年代から七〇年代にかけて、火葬率は飛躍的に伸びていった。一九八〇年には九〇%を超え、一九九〇年代には九九%に近づいていって、現在に至っている（図2＝日本の火葬率・年次推移参照）。

　火葬は燃料代がかかるから、昔は庶民には負担だった。それが昭和の高度経済成長期を経て、一気に全国に普及した。だがこのころに日本で火葬が普及したのは、公衆衛生上の理由や、社会が豊かになったからというだけではなかった。土葬するには、棺桶が入る深い穴を掘らなければならない。たいへんな人手と労力がかかる葬り方だ。葬式が行われる自宅から、墓場のあるところまで棺桶を担いでいくのにも、多くの人手が要る。序章でみたかつてのムラの習俗では、そうした労力は親族と近隣住民が分担していた。だが高度経済成長に伴う都市への人口移動で、地方は過疎化し、さらに住民の高齢化が進む。数少ない年寄りだけになると、もう土葬はしたくてもできなくなってしまう。

私が一九八〇年代末に調査した奈良県の山奥の村で、まさにそうした事態が起こっていた。過疎化し老人ばかりになって土葬ができなくなったので、近隣のいくつかの村の役場が共同で火葬場をつくり、霊柩車《れいきゅう》も買って、遺体を運んで火葬にし、墓に入れるところまで面倒をみざるをえなくなっていたのである。

これは、都市部で葬祭業者がやる葬儀と、外見はそっくりだ。つまり、社会の過疎と過密の正反対の両極で、同じ葬儀の変化(イエとムラの共同体が担う土葬から、業者や行政が肩代わりする火葬への移行)が起こったのである。市街地から何時間も車をとばして入った山奥で、コンピューター制御で火力を調節し、焼いて出た煙をさらに煙突のなかでもう一度焼いて汚染物質を壊し、無色・無臭・無害の排煙にする、当時の最新鋭の火葬設備をみせてもらい、ほんとうに驚いたものである。

土葬を求める自由は受け入れられるか

さてここからが、葬送はどこまで自由かを考える、本題だ。

みてきたように、日本では、火葬率はほぼ一〇〇％で、わずかな例外はあるが、土葬をするのは非常に困難だ。自治体ごとの条例による規制だけでなく、民間霊園でもほとんどのところが、規則で土葬を受け入れないことにしているそうだ。これは、土葬を望む人からみれば、圧倒的に不自由な状況である。こうした状況に対し、土葬をする自由を求める動きが出てきても、おかしくない。

事実、「土葬の会」という市民団体が、二〇〇一年につくられている。二〇〇一年といえば、火葬率が九九％を超え、一〇〇％に限りなく近づいていたころだ（図2参照）。土葬の会のホームページ（http://dosou.jp/）によると、この会をつくったのは、友人が亡くなったとき、葬儀社に土葬を希望したところ、できるところはないといわれ、残念な思いをしたことがきっかけだったという。そこで、いつでもどこからでも土葬のできる場所を確保しておかなければならないという切実な思いで、会を立ち上げたそうだ。

土葬の会は、土葬は土に還る自然の循環に従う日本古来の風習だが、いまや消滅の危機にあると訴える。火葬（による遺骨の墓への収蔵）は、自然の循環に従うことをせず、化石燃料などを使って環境破壊の一因にもなる。いまこそ自然と自分にやさしい自然葬である埋葬、土葬の価値を見直して守り続けなければならない。こうした理念に基づき、土葬の会では、山梨県などの墓所と提携して、望む人に、人種、地域、宗教を問わず、土葬ができるよう支援する活動を行っている。これまでに数件の埋葬実績があるという。

土葬の会がつくられることになった状況と会の活動は、葬送の自由をすすめる会がつくられたときの状況と会の活動に、とてもよく似ている。どちらも、日本では土葬や散骨はできないと思われていたことに対し、地道に実績を重ねることで、かたや消えかけた土葬を守ろうとし、かたや散骨を葬送の一つの選択肢として認めさせようとしてきた。自然の循環に還る自然葬であるとのアピールのしかたも、そっくり同じである。

では、土葬を求める自由は、受け入れられるだろうか。散骨は、批判や抵抗も少なくないが、すでに専門の業者まで出てきて、選ぼうと思えば選べる自由が、相当程度認められるようになっている。だが土葬はというと、そう遠くない昔に全国で行われていた風習であるにもかかわらず、いまや散骨以上に抵抗は大きいようだ。

二〇一一年の東日本大震災の際、あまりに多くの犠牲者が出た一方で、火葬場や葬祭業者も被害を受け、遺体を荼毘《だび》にふすことができない非常事態が生じた。そこで被災自治体では土葬を検討したが、岩手県ではいったん土葬と決めたのを撤回し、県外の応援を得て火葬に切り替えた。福島県では当初から火葬のみで対応した。結局、土葬をしたのは宮城県の六つの市と町で、二一三九人の方が埋葬されたが、遺族の強い希望で、二、三ヶ月後から順次掘り起こして、火葬されたという（東奥日報 二〇一一年六月十七日付記事などによる）。これは、火葬こそが弔いのあるべき姿で、土葬はそうではないという意識が、日本社会に定着していることを示した出来事だったといえる。

宗教と異文化の問題

こうした土葬を巡る日本の現状は、別のところでも問題を起こしている。

イスラム教では、信者は死んだら土葬することになっている。そのため、外国人が約一〇万人、日本人が約一万人いるとされる日本在住のイスラム教徒は、土葬禁止地域に指定されていない場所に埋葬墓地を求めてきた。だが国内でイスラム教徒向けの霊園は、山梨県と北海道に二ヶ所あるだけで、墓地不足が問題になっているという。

そのような状況のなかで、二〇一〇年ごろ、在日イスラム教徒の団体が、ある地域の山中に、七五区画の新たな土葬墓地をつくろうとしたところ、周辺住民の反対にあい、実現できなくなるという事態が起こった。行政当局も、条例の設置許可条件は満たしているが、地元住民の理解も必要で、どうすればいいか、前例がなく困っているという（朝日新聞ウェブ版 二〇一〇年十月十八日付記事より）。先に鳥葬のところでもふれたように、散骨も、ある山林で行おうとしたところ、地元自治体で問題にされ、軋轢《あつれき》を引き起こした例がかつてあった。土葬墓地の新設も、それと同じ状況にあるといえる。違法でない葬送のしかたが、周囲の反対で、自由にさせてもらえないでいるのだ。

もし今後、日本在住のイスラム教徒の人たちが、葬送の自由をすすめる会に入会してきて、土葬の自由もすすめてほしいと要望してきたら、会はどう対応すればいいだろうか。イスラム教だけでなく、日本固有の宗教である神道も、本来は、火葬ではなく土葬を旨《むね》とする（仏教式の葬儀に対し、神葬祭という）。だから神道の信者で、土葬を求める人もいる。そのなかから、実際に不自由を感じて、葬送の自由をすすめる活動に入ろうという人も出てくるかもしれない。そうなったら、会はどうするか。周りの社会はどうみるか。

先に紹介した土葬の会も、イスラム教や神道など特定の宗教の立場をとってはいないが、日本の社会の現状のなかでは、在日イスラム教徒と同じ立場に置かれている。先にも述べたようにこの会は、同じ市民運動として、葬送の自由をすすめる会と共通している面がある。土葬の会はこれまで、葬送の自由をすすめる会と連絡をとってはいないようだが、死後の送り方の自由を求めるという点で、連携することもできるだろう。火葬にして遺骨を海や山に撒くのも自由なら、遺体を埋めて土に還るのも自由、どちらも自然に還るという思いでは一致するところがある。現に、葬送の自由をすすめる会の初代会長の安田氏は、著書で、土葬を推進する運動が出てきたら、「中身によっては、私もその運動に加わるかもしれない」と述べている。何度もいうが、それが葬送の自由をすすめるということなのだ。

現代の民主主義社会では、少数派や異なる宗教、異なる文化の人たちも排除せずに受け入れ、その人たちのニーズに対応していくことが求められる。土葬する自由を求める人たちにどう対応すればいいか考えてみるのは、現代社会が抱えるこの難しい課題に向き合ういい練習台になるだろう。

フリーズドライ葬で土に還る

ここまでいろいろな葬り方を例に葬送の自由について考えてきたが、かくいう私は、死んだら亡骸は、火葬でも土葬でも散骨でもなく、堆肥《たいひ》（コンポスト）にしてほしいと思っている。そういう遺体の処理法を開発し提唱している事業体があるのだ。

スウェーデンで「プロメッサ」という組織をつくって活動している、生物学者出身の女性がいる。彼女は、遺体を液体窒素《ちっそ》で冷凍し、振動させ解体して、数時間かけて乾燥し水分を除くと、養分豊富なきれいな粉になって、植物を育てる堆肥になるという手法を開発した。粉の状態になった遺骸を納める専用の容器も開発されている。この容器も自然に分解する有機物からできていて、土のなかに埋めておくと、半年から一年で、容器ごとすっかり土に還ることができるという。

普通の土葬では、腐敗の過程で有害な物質やバクテリアが出て環境汚染を起こすことがあるそうだ。日本で土葬禁止地域が指定されているのも、そうした衛生面での理由が大きかった。また、火葬した焼骨は清浄にはなるが、燃やす際に重油やガスを消費し温暖化ガスを出す。それに対しフリーズドライ葬法は、環境を汚さずに自然に土に還ることができると、プロメッサはその長所をアピールしている。

二〇〇二年ごろ発表されたこの発明は、旧来の土葬や火葬より環境にやさしい葬法として、スウェーデンの教会や政府も関心を寄せ、受け入れを検討するための調査を行ったことがあるそうだ。もともとスウェーデンは、ルター派のプロテスタントが主な宗教で、ヨーロッパでは珍しく火葬が七割を占める国だ。霊園墓地の芝生や木立のなかにつくられたスペースに、遺灰を撒く方式も普及していた。これは、どこに誰が撒かれたかを示すしるしを一切つくらない、共同墓である。二〇〇五年には、全死亡者の約一六％、一万三〇〇〇人ほどが、その方式で葬られている。だから、堆肥にするフリーズドライ葬も、支持される素地はあったのである。

さらにプロメッサは、スウェーデンだけでなく英国や韓国などからも支持を集め、誘致などの希望が寄せられたという。マスコミの取材も頻繁で、紹介記事や番組が多くの国で出されている。日本では、葬送の自由をすすめる会が関心をもって、二〇一一年夏に現地調査に赴いている（同会会誌「再生」八三号に、そのときの調査の報告記事が載っている）。

だがフリーズドライ葬に対しては、スウェーデン内外で批判も寄せられている。倫理面で、遺骸を肥料と同等視するのは人間の尊厳に反するという反発があり、社会が受け入れるべきかどうか疑問だというのである。技術面での実現性についても、家畜などでの試行しか行われていないので、プロメッサがいうように人間の遺体を確実に堆肥化できる設備をつくれるかどうか、疑問視する専門家もいる。

事実、もう一〇年以上宣伝しているのにもかかわらず、プロメッサは自らのフェイスブックで、二〇一五年八月の時点で、まだフリーズドライ葬を実施できるところはないとしている。ただホームページなどを通じて世界中から希望者、支持者は集まっていて、実施を待つ「行列はできている」というのだが。

同じような葬法は、米国でも検討されたことがある。やはり二〇〇二年ごろに、病理学者と生化学者が考案した方式で、水とアルカリ（灰汁《あく》のようなものだという）に浸けて数時間処理すると、遺骸の体組織が分解され、指で簡単につぶせるほどもろい骨だけにできるという。「組織消化（ティッシュー・ダイジェスチョン）」と名づけられたこの方式は、もともと、死んだ家畜や、研究室などで出る動物の解剖体や実験検体の処理のために考案されたものだが、人間の葬法への応用も一時検討されたのである（次の第三章で紹介する、メアリー・ローチのルポ『死体はみんな生きている』より）。

だが、開発者たちが設立した会社（Biosafe Life Sciences）のホームページをみると、事業化されているのは動物の解剖体や病理検体の処理だけで、人間の遺体を対象にしたサービスは出ていない。第三章で詳しくみるが、遺体を「まるで生きているように」きれいに入念に処置し、棺に入れて会葬者にみせ、そのまま丁重に土葬するやり方がいまでも主流の米国では、受け入れられないと判断されたのだろう。

確かに、堆肥になるなんてあんまりだと、嫌悪感をもつ方もいるだろう。だが、日本でも昔、火葬して遺骨を拾い上げ納骨したあと、残った遺灰を肥料にする慣習が一般にあったという（明治四三〔一九一〇〕年十月四日大審院〔当時の最高裁〕判決のなかに、その記述がある）。現代の散骨でも、果樹の根元に撒いたあと、遺族が、お父さんが肥料になったリンゴが楽しみ、とか、おばあちゃんの花が咲いたね、と故人を偲《しの》ぶ例があるという。そのように、堆肥になって土に還るのも立派な自然の循環で、おぞましいものではないという受けとめ方もできる。

だからフリーズドライ葬も、将来の葬法の選択肢の一つとして、導入を検討してみてもいいのではないかと思うが、読者のみなさんは、どうお考えだろうか。

葬送の自由のこれから

散骨は、日本でようやく一定の市民権を得た。では今後、土葬はどうなるだろうか。消えてなくなってしまうのだろうか。フリーズドライ葬は、実用化され受け入れられる日が来るだろうか。

人は、何かができないと不自由を感じ、できるようになりたいと自由を求める。葬送の自由をすすめる会も土葬の会も、そうした自由を求める営みの例である。

だが、自由を求めて行われた活動の結果もあって社会が変わり、できなかったことが普通にできるようになると、自由を求める意識はなくなっていく。自由を求める行動だったことが、ほかの自由を抑えるほうに回ることもある。たとえば、散骨を求める人でも、0葬には反対だという人が少なくない。遺骨を引き取らないなんてもってのほかだ、それでは死者を悼み弔うことにはならない、と考えるからだ。だが0葬を求める人たちは、そうは思わないだろう。そこで、認めろ、いや認められないという、新たな自由と不自由の衝突が起こることになる。もちろん散骨に対しても、死者を弔う節度に欠けている、遺骨は墓に入れて供養すべきだと批判する人もいる。

葬送の自由をすすめる会は、どう葬られるかは個々人が自由に自分で決める権利があると主張する。だがそれは何でも勝手にやってよいということではなく、葬送としての節度を守って行うのが、自由が認められる条件だとしている。具体的に同会が節度として守ってきたのは、次のような自主ルールである。

- 遺骨（焼骨）は、必ず粉末にする。
- 海に撒く場合は、海岸でなく沖で、養魚場や養殖場を避け、セロハンで巻いた花束でなく花びらだけを撒く。
- 山に撒く場合は、無断で人の土地に散骨しない。一本の木の根元に限らずなるべく山全体を使う。人家、施設などから離れ、人目につかないよう配慮する。飲み水の取り入れ口などを避ける。

このように、葬送の自由をすすめるといっても、「遺骨の散乱を招くような無秩序な自由を主張するものではない」のである（同会結成趣意書より）。

問題は、死者を弔う葬送としての節度のありようが、文化・社会や時代によって、違っていたり変わっていったりすることだ。遺体をどのように葬れば死者を弔う節度を守っていると認められるかについて、古い決まりごとがすたれる一方で、まだ新しい決まりごとができていないのが現状だろう。これまでは葬送の自由というと、新しい選択肢の認知を求めるところから始めて、それを選ぶ自由を訴えることが中心だった。これからは、さまざまな選択肢を求める人々の間にある、多様な受け取り方の食い違いをどう調整することができるかが、葬送の自由の中心課題になっていくだろう。

本章では、遺体の葬り方について、散骨という新しい選択肢が出てきたことを中心に、その背景にある社会と時代の変化をみてきた。

さて、では読者のみなさんは、葬送はどこまで自由にできるとお考えになるだろうか。火葬して遺骨を墓に納める以外は認めるべきではないだろうか。それとも、散骨、土葬まではいいが、フリーズドライ葬や鳥葬はだめだろうか。死後の送り方、遺体の処理のしかたについて、認められることと認められないことがあるとすれば、それを分ける基準は何だろうか。葬送の自由に制約があるとすれば、それはどのようなものだろうか。多くの人が受け入れられる葬送のあり方について、社会全体としてどういう将来が望ましいと考えるか、みなでよく議論しておくことが必要だ。

そこで次の第三章では、葬送の自由が認められる範囲についてさらに考えを進めていくために、またちょっと違う、ショッキングな例もある遺体の扱い方を取り上げてみたい。

第三章　遺体の「第二の人生」

——標本や実験材料になる自由はあるか

二〇年以上前の0葬

まず、個人的なことから話を始めさせていただきたい。

私の父は、葬式なんかしないでいい、墓も建てないでいいといって、自らの意思で、長年闘病生活を送った大学病院に、献体の登録をした。

ご存じの方も多いと思うが、献体とは、医学生の解剖実習用に、死後自分の体を提供することをいう。人体の仕組みを知るために行う解剖実習は、医学教育の必須事項で、医師になるためには必ずしなければならない、重要な修業である（歯科医師になるための歯学教育でも解剖実習を行う。以下、医学と総称するが、歯学もそこに含める）。

献体登録をするときに父が選んだのは、解剖実習後、遺骸を荼毘にふさず、すべて標本にして解剖学教室に寄贈するというオプションだった。確か「全骨標本」といっていたと思うが、骨だけでなく、臓器その他の体組織の保存もありだ。

父の死後、残された母と一人っ子の私は、父の遺志に沿って、そのとおり実行した。だから私は父の葬式はしなかったし、お骨も戻らないので墓もつくらなかった。自宅でことされたあと、いったん救急搬送した病院から遺体を家に連れて帰り、ゆかりのあるごくわずかの人たちにお別れをしてもらってから、解剖学教室に連絡した。夜中に寝台車の迎えが来て、私が一人付き添い、大学病院に運んだ。ストレッチャーに載せられ解剖学教室の遺体保存室の鉄扉の向こうに消えていく父を見送ったのが、最後である。潔いといえば潔いし、冷淡だといわれればそうかもしれない。だが、常日ごろから世間のしきたりの類いをほとんど気にしないで生活してきた、私たち家族らしい送り方だったと思っている。一九八九年の春先のことだった。提唱されるよりも二〇年以上前に、図らずも私は父を0葬で送ったことになる。

近年、故人の生前の意思とは関係なく、遺族が葬式や墓づくりを面倒がって献体しようとするという話も聞く。そうなると無縁社会の風潮を嘆きたくもなるが、私の父のように生前から望んでその意思を示していて、家族や周囲もそれで納得していれば、献体による0葬を選ぶのも、また一つの「葬送の自由」だろう。

献体が市民権を得るまでの経緯

昔、医学教育のための解剖実習は、刑死人や引き取り手のない行き倒れで亡くなった人の遺体を使うことがほとんどだった。だが太平洋戦争敗戦後の復興のなかで、医療を整備するため医科大学が増やされ、解剖実習用の遺体の需要も増えることになった。そこで、医学教育のために、死後自らの遺体を提供しようという「篤志解剖」の運動が始まった。一九五一年に一篤志家が東京大学の解剖学教室を訪れ、自らの遺体を提供する意思を申し出、五五年にその意思がかなえられたのが始まりとされている。これをきっかけに、東大に遺体提供の意思を登録する組織として「白菊会《しらぎく》」がつくられた。

一九六〇年代からの高度経済成長期には、さらなる医療の充実のため、無医大県解消政策がとられ、全国で医科大学・医学部の新設が進んだ。その結果、一九七九年に無医大県はなくなり、医学生数は一九八〇年に、一九五五年当時の三倍に増えた。その分、解剖実習用の遺体の需要も急増する。しかし社会が豊かになるにつれ、身元不明の行き倒れ人は減って、解剖実習に遺体を提供してくれる篤志者を募る必要がいっそう高まった。そこで、全国の医科大学解剖学教室に、提供登録のための組織がつくられていき、一九七一年には、それらの篤志団体と大学の全国連絡組織、篤志解剖全国連合会もつくられた（当時はまだ献体といわず、「篤志解剖」と称していた）。

だが、遺体に保存処理をして、学生が切り刻むにまかせることには当然抵抗が強かった。本人が望んでも、死後、遺体の提供を実行する立場に置かれる家族がいやがることが多く、篤志解剖はなかなか実現できなかった。篤志解剖全国連合会と、各大学の支部は、そうした状況を改善しようと、篤志解剖の理念に理解を求め、希望者を募って、その意思を認めるよう社会に働きかける活動を行ってきた。散骨の意思を認めるよう運動してきた、葬送の自由をすすめる会とそっくりである。

こうした状況を大きく変えるきっかけになったのが、篤志解剖の長年の運動が実って一九八三年につくられた、「医学及び歯学のための献体に関する法律」(以下、献体法と略す)だった。この法律によって、「自己の身体を死後医学又は歯学の教育として行われる身体の正常な構造を明らかにするための解剖の解剖体として提供すること」(献体法第二条)を意味する「献体」という言葉が、公式に認知され、以後流布《るふ》するようになった。

献体法は、「献体の意思は、尊重されなければならない」とし、死亡した者が書面で献体の意思を示していて、遺族が拒まなければ、解剖実習に遺体を用いてよいと定めている。さらに、国は、献体の意義について国民の理解を深めるために必要な措置を講ずるよう努めるとも定めている。

この献体法の成立で、献体希望者の置かれた状況は、大きく様変わりした。篤志解剖全国連合会では毎年、登録者の手記をまとめた冊子をつくっていた。それをみると、献体法ができる前は、献体登録するのに家族が同意してくれなくて苦労したとか、いつかきっと説得して夢をかなえたい、という文が多かった。だが献体法が成立したあとは、家族もすぐ同意してくれて登録でき、晴れ晴れとした気持ちだ、といった文が多くなる。法律ができ、国のお墨付きを得たことが、家族を説得するうえで役に立ったのだろうと思われる。

事実、献体の実行数は、献体法成立以前は横ばい状態だったが、法成立後三、四年すると、目立って増え始める。全国で解剖実習に供された遺体のうち献体が占める比率は、篤志解剖全国連合会ができた一九七一年ごろは一八%しかなかった。それが、一九八五年に五〇%を超え、一九九七年には八〇%を超え、二〇〇六年には九〇%を超えた。二〇一四年には九七%に達している（図3＝解剖実習に占める献体の割合・年次推移）。

日本には医科大学が八〇校、歯科大学が二九校あるが、そのうち解剖実習をすべて献体でまかなっている学校が九〇を超えている。献体法制定のころには五万人に届いていなかった献体登録者数は、一九八九年に一〇万人を超え、二〇一四年には二六万人を超えている。献体を実行した人の数は、二〇一四年までに、累計一一万六〇〇〇人超に達している。

このように、献体が普及したのは、一九八〇年代以降のことだった。それは、第二章でみたように、葬儀と墓を巡る状況が変化し、さまざまな選択肢が出てきた時代だった。献体も、まさにその時代に現われた、死後の身の処し方の選択肢の一つだとみることができる。死後の送り方について個人の自由度が高まってきた時代になったからこそ、献体も定着していったのだ。つまり、献体も、散骨と同じような背景と経緯によって、死後の送り方の一つとして市民権を得ていったのだといえる。そこにも、また別の「葬送の自由」を求める運動があったのである。

図3　解剖実習に占める献体の割合・年次推移

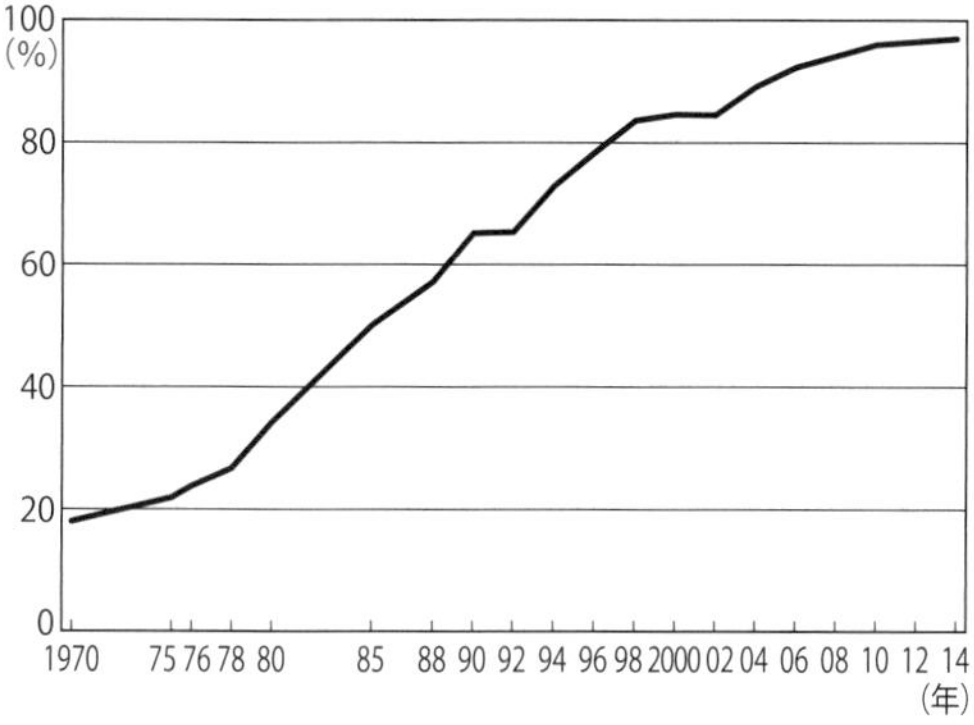

（文部省医学教育課／篤志解剖全国連合会調べ）

　ただ献体には、独自な点がある。いくら故人の遺志だといっても、法律で国のお墨付きがついたといっても、自分や身内の遺体を、素人同然の医学生が切り刻むにまかせるというのは、やはり抵抗のあることだ。その抵抗を乗り越えて献体が普及したのは、それが、医学・医療を進めるためという大義名分を備えているからである。死んだあとも社会の役に立てるというこの大義は、多くの人を惹きつける。献体登録者はほぼみな、死んで役に立てるなんてこんないいことはないという。死後献体すると決まったことで、生活に張りができたとまでいう人もいる。家族も、そうまでして世の役に立ちたいというなら、と、抵抗を抑えて納得することができる。こうした誰にでもわかりやすい理由があったから、献体は受け入れられていったのだといえる。

献体すると葬儀と墓はどうなるか

献体しても、普通に葬儀は営めるし墓にも入れる。それを一切しなかった私の父は、むしろ例外である。

献体登録をして亡くなると、遺族の連絡を受けて、解剖学教室から遺体を引き取りにくる。解剖学教室は一年三六五日、二四時間態勢で待っていてくれるので、遺族の気がすむまで、お別れをする時間は十分とらせてくれる。私の父の場合もそうできた。いまは保存技術が向上したので、葬儀もできる。出棺したあとの行き先が、火葬場でなく解剖学教室になるのが違うだけである。

献体された遺体は、手足の動脈から防腐のための保存液（ホルマリンや石灰酸など）を注入して固定処置をする。実習に使えるようになるまでに、三ヶ月くらいかかる。その間は、一体ごとに白布に包み、乾燥を防止するためのビニール袋に入れてステンレス製のトレイに載せ、専用の保管庫に保存するのが普通だ。

解剖実習は年一回ないし二回、数ヶ月かけて行われる。実習終了後、遺体は大学側で荼毘にふされ、お骨になって遺族のもとに返される。遺骨が戻るのは、実習の時期によって、死後早くて一年、長ければ二、三年近くあとになることもある。一年から二年程度待たなければならないが、遺族は遺骨を手にし、普通に墓に納めることができる。もちろん、散骨もできる。

このように、時期がずれ込む以外は、献体しても葬送の慣習に大きく反することはない。だからこれだけ普及できたのだともいえる。

ところが近年、遺骨を遺族に引き取らせず、そのまま大学の納骨堂に入れることを選ぶ登録者が増えているという。二〇一五年五月に、NHKの「クローズアップ現代」でその様子が放送されたので、ご覧になった方もいるだろう。墓を建てても継ぐ人がいない、あるいは子に墓守の負担をかけたくないというのがその動機だ。大学側は、このままでは納骨スペースが足らなくなると心配しだしている。遺骨まで大学が引き取る義理はない、納骨もしてほしいなんて無償で医学の役に立ちたいという献体の理念に反する、と批判する声もある。

しかし私は、そうした批判はあたらないと思う。大学の納骨堂に入ることを選べば、自分が解剖の役に立った学生が育ち、医師になり、医学・医療を担っていく姿を末永く見守ることができる。大学の医療関係者も、献体した人が眠る納骨堂の近くを通るたび、そのように自分たちを支えてくれた人がいると思いを馳《は》せることができる。それは献体の理念をいっそう高めることになるだろう。弔いを担う家族関係、人間関係の風化を嘆く向きもあるが、大学病院の敷地内で眠ることで、一家族、一個人を超えて、その地域の医療を支える大きな人間関係のなかに弔いの輪が広がるとみることもできる。

そう考えれば、献体する人の数は全体からみればごく少ないので、それに限ることはなく、大学病院で亡くなった人はみな、大学の納骨堂に入ることを選べるようにしたらいいと思うが、いかがだろうか。高齢化で毎年多くの人が亡くなる時代になったいま、死者を送り悼む人間関係の媒介を担うことも、大学病院の役割の一つと考えていいのではないだろうか。とめどもなく進む墓の無縁化を防ぐ新たな弔いの形として、ぜひ検討していただければと思う。

外科手術の練習台になる

遺体が役に立つのは、解剖実習だけではない。

解剖実習用の献体は、すでにほぼ需要が満たされ、多くの大学で新規の希望者登録を断るようになっている。だが別の目的に供する、新しい献体が出てきた。腹腔鏡手術のような、難しい技術を必要とする手術を習得するための研修に、遺体を用いるのである。

新しい高度な技術を必要とする手術は、実際に患者で試す前に、ブタなどの動物や、人体模型を使って練習をする。だがそれではやはり限度があるので、本物の人体で練習するために、遺体が使われるのだ。手術研修では、解剖実習のように全身をくまなく用いるのではなく、対象となる体の一部だけを利用する。たとえば整形外科の手術研修では腕や脚を使う。婦人科では腰と股の部分を使う。脳外科では頭部を使う。

こうした遺体を用いた手術研修は、米国では以前から盛んに行われていた。だが日本では公認されていなかったので、日本の医師はわざわざ米国に渡航し、高い研修費を払って研修を受けなければならなかった。

そこで有志の整形外科医や解剖学者が、手術研修のための遺体利用を日本でもできるようにするために、特区申請を出したり、法整備を政治家に働きかけたりする動きが出てきた。特区申請は却下され、法案づくりは実現しなかったが、その代わりに、日本外科学会と日本解剖学会が共同で、遺体を用いた手術研修が許される条件を定めたガイドラインを策定し、二〇一二年四月に公表した。このガイドラインに基づいて、二〇一二年度から、厚生労働省の助成を受けて、献体による手術研修を行う事業（「実践的な手術手技向上研修事業」）が始められた。二〇一五年度までに、全国各地域の九つの大学で実施されるようになっている（図4＝献体を用いた手術研修事業実施大学・全国地図）。

厚労省の行政事業レビューシートによると、献体を用いた手術研修の参加者は、二〇一二年から一四年までの三年度の累計で、延べ三六〇〇人ほどにのぼっている。このほか、

図4　献体を用いた手術研修 実施施設
（2015年現在）

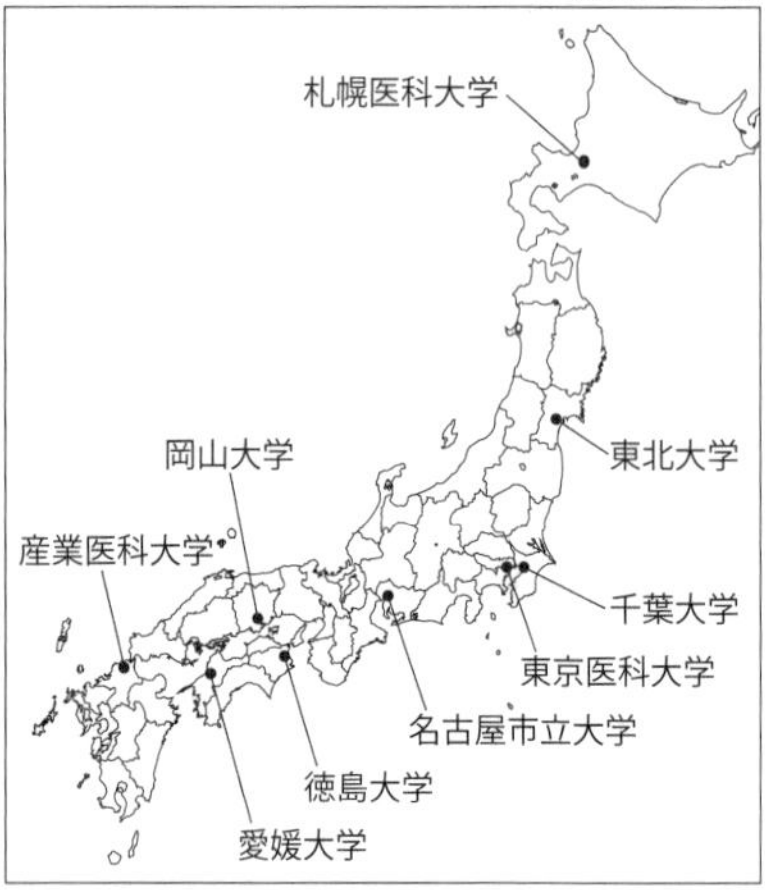
札幌医科大学
東北大学
岡山大学
産業医科大学
千葉大学
東京医科大学
名古屋市立大学
徳島大学
愛媛大学

厚労省の補助金を受けずに独自に実施する大学も出てきたそうだ。短期間でとても盛んになっているのがわかる。医師側にそれだけ需要があるということだろう。

手術の研修用に献体をするには、従来の解剖実習用の献体とは別の意思登録が必要になる。死んだあと、手術の練習台になりますと、はっきり理解したうえでの同意が求められるからである。解剖実習と手術研修では、遺体の保存のタイミングや方法が異なるので、両立はできないそうだ。どちらか一つを選ばなければならないなら、解剖実習をやるのはまだ素人に近い学生だが、手術研修では、すでに臨床経験を積み、さらに上を目指そうとする熱意のある医師がやるのだから、自分の体を委ねるならそっちのほうがいいかも、とも思える。もちろんどちらでも、医学・医療に貢献できるのは同じだ。

普通の葬送と両立して行えるのは、手術研修のための献体も解剖実習のための献体と変わらない。ただ手術研修用の献体では、死後二四時間以内に引き取って保存処置をしなければならないので、葬儀は遺体なしで行うことになる。研修が終わると遺体は実施大学によって荼毘にふされ、遺骨が遺族のもとに帰る。これは解剖実習用の献体の場合と同じだ。

手術研修のための献体は、まだ必要数に足りず、今後さらに需要が増えると予想されている。市民向けの講演会などで、この新しい献体について話をすると、そういう選択肢もあると知って、賛成する人は少なくない。普及する素地は十分あるだろう。まだ世の認知度は高くないが、広く知られるようになれば、死後の遺体の身の処し方の、新たな選択肢として定着する可能性は高い。

この新しい献体でも、遺骨を遺族に戻すのではなく、大学の納骨堂に納めてほしいと希望する人が出てくるかもしれない。もしそれが実現すれば、医学生だけでなく、多くの熱心な外科医やその患者にまで弔いの輪を広げる、新たな慰霊の形ができる可能性がある。それも葬送の自由の一環として、認められるようになるだろうか。そうした観点からも、手術研修のための新しい献体の今後に、注目したい。

展示標本になる

遺体の「第二の人生」は、医学・医療の世界を超えて、さらに広がっている。

読者のみなさんのなかには、「人体の不思議展」という展覧会を観にいったことがある方はおられるだろうか。

これは、人体組織に含まれる水分や脂質をシリコン樹脂などに置き換える特殊な技術で作製された、遺体の全身や一部器官などの標本を展示する催しだ。日本では一九九六年にはじめて開催され、一九九八年にいったん終了したあと、二〇〇二年から主催団体が代わって、全国各地で断続的に開催された（図5＝「人体の不思議展」開催ポスター）。皮を剝いで臓器や血管や神経などがみえる状態で保存した人の死体を、誰でもお金を払えばつぶさに見て触れるという、ややキワモノに近い展覧会だが、日本でこの催しを主催してきた業者によると、二〇一一年一月までに全国三〇以上の会場で、六〇〇〇万人以上の来場者を集めたという。欧米でも同種の展覧会が行われている。

この「人体の不思議展」については、教育上の意義を認める意見もあり、各地で自治体や教育委員会、医学会、医師会、新聞社などが後援してきた。しかし、遺体を興味本位の見世物にして金儲けの道具にし、死者の尊厳を冒瀆《ぼうとく》しているとの批判もあり、二〇一一年一月に京都市での開催が終了して以降は、日本では行われていない。二〇〇八年十月の川崎での開催以降は、医師会や医学会は後援するのをやめ

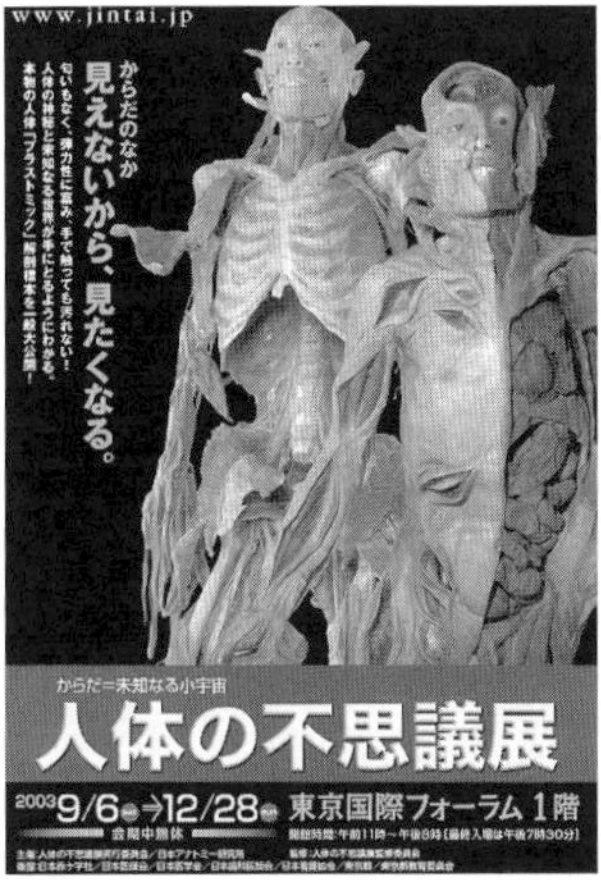

図5　「人体の不思議展」東京開催時のポスター

ている。

死体の展示は許されるか

死後に自分の体を展覧会用の標本にするのも、献体と同じように、本人が望めば認められるだろうか。遺体をこのように利用することはいいことなのか、悪いことなのか。倫理的にはともかく、法的には、日本では明確な規制はない。

遺体の利用については、死体解剖保存法という法律がある。この法律では、人の死体の全部または一部を標本として保存することができるのは、「医学の教育または研究のためとくに必要があるとき」に、解剖の資格を認められた医師や大学医学部・医科大学教授、特定機能病院の長などに限るとしている。それ以外の場合は、知事などの許可が必要になる。死体の取り扱いにあたっては、礼意を失しないように注意しなければならないとの規定もある。

展覧会での展示用に遺体を保存するのは、「それ以外の場合」にあたると思われるから、本来は知事などの許可が必要なはずである。しかし、これまで「人体の不思議展」が開催された際に、地元自治体に許可の申請がされたことはないそうだ。

この展覧会が、死体解剖保存法でいう「医学の教育のため」という意義をもつと認める向きがあり、医師会などの推薦もあったためか、同法を所管する厚生労働省は、許可なしの死体の展示をとくに問題にすることはなかった。さらに、「人体の不思議展」で展示された遺体標本は、日本人のものではなく、中国から輸入された中国人のものだった。死体解剖保存法の規定は、外国で提供され保存された遺体には及ばない。だから同法を根拠に取り締まりはできないということなのだろう。

事実、この展覧会は公序良俗に反するとして、開催中止を求めた市民グループなどが、二〇一〇年十二月、死体解剖保存法違反で主催者を刑事告発したが、「嫌疑不十分」で不起訴となった。この法律は、展覧会での展示のための遺体の保存はまったく想定していないのだから、しかたがないことだろう。

だがその一方で厚生労働省は、二〇〇七年に死体解剖保存法を盾にとって、遺体を用いた手術研修を国内で行えるよう求めた特区申請を認めなかった。手術の研修は、同法が遺体の利用を認めている「医学の教育または研究」の目的に入らないというのである。

その後、内閣府の指導や関連医学会の要請もあったため、厚生労働省は態度をあらため、手術研修のための遺体の利用を認める方向に転じた。それは先にみたとおりである。だがそうなる前は、人の死体を不特定多数の一般人相手に業者が営利目的で展示するのはよくて、外科医が修練を積むための練習台にするのはだめ、というのが、日本の行政の態度だった。どんな遺体の利用のしかたなら適正だと認められるのかについて、一貫した判断の下に対応が行われていたとは、とても思えない。

フランスでは死体の展示は禁止された

これに対し、きちんと判断基準を設けて、展覧会での死体の利用は認めないとした国もある。ここではフランスの例をみてみよう。

「人体の不思議展」と同じような、特殊保存した遺体を展示する展覧会が、フランスでは、二〇〇八年にリヨンではじめて開かれた（当地での呼び名は、「私たちのボディ、開かれた肉体」）。その後マルセイユでも開催され、さらに二〇〇九年にはパリで開催されることになった。

フランスでのこの展覧会の主催者は、医学や教育の関係者ではなく、音楽プロデューサーだった。ニューヨークで行われた同展をみて、興行として有望だと判断して開催に踏み切ったとのことである。パリでは、人類学博物館や科学センターなどの公的機関は、倫理的観点から開催に応じなかった。同展の商業主義的色彩への加担を避けたかったようである（ル・モンド紙二〇〇九年五月二十九日付記事より）。

人体展への対応に関して、日本とフランスでは、事情が大きく異なっていた。フランスには、遺体の扱いが許される範囲を判断する基準になる法律があったのである。二〇〇八年、民法に、「人体の尊重は死によっても終わらない。亡くなった人の遺骸は、敬意と尊厳と礼をもって扱われなければならない」「裁判官は、人体への不法な侵害を防ぎ差し止めることができる。その権限は、人の死後にも及ぶ」という規定がつくられていた。

この法規定がつくられた事情は次の第四章で詳しくみるが、二〇〇九年四月、フランスの裁判所は、この規定を根拠にして、市民団体が起こした人体展の中止を求める訴訟で、訴えを認め開催中止を命じる判決を出した。「遺体の尊重への明らかな侵害」であり、「礼意を欠く」というのが、その理由である。ちなみにフランスでも、展示標本にされたのは中国人の遺体で、展覧会中止の訴えを起こしたのは、中国での人権問題を扱う団体だった。

日本でも、死体解剖保存法に「死体の扱いにおいては礼意を失しないように」という規定はある。だがこれは、解剖用に遺体を保存する大学の先生や病院の医師たちだけを対象にした規定だ。それに対しフランスの法規定は、民法に定められているから、国民のすべてが従わなければならないものだ。そこが日本との根本的な違いである。

敗訴した主催者側は、展覧会を一時閉鎖したうえで直ちに控訴した。だが控訴審も、一審の中止命令を支持した。判決理由では、展覧会主催者側が、遺体の出所が正当であることを証明できなかったという判断も示された。中国の死刑囚などの遺体が、本人や遺族の意に反して加工保存され展示されているという、人権団体の訴えが考慮されたようである。

主催者側はさらに日本の最高裁にあたる破棄院に上告したが、二〇一〇年九月に、訴えを退ける判決が出された。判決理由では、民法の規定に従い、亡くなった人の遺骸は敬意と尊厳と礼をもって扱わなければならないが、「商業目的での遺体の展示は、この規定を守っていない」と断じている。これによってフランスでは、人体展の開催禁止が法的に確定した。

本人が同意していればいいか

日本でも、「人体の不思議展」に対する批判のなかに、標本にされた遺体は中国から来ているが、本人から生前にちゃんと同意を得ていたかどうか確証がない、本人の同意なしの遺体の利用は倫理に反する、という指摘があった。確かにそれは大きな問題だ。

だが、それでは、本人が生前、死後自分の体を特殊保存した標本にして展覧会に出してもいいと明確に同意する意思表示をしていたら、問題はないのだろうか。遺族はその意思に従うべきなのだろうか。社会はそれを認めてよいのだろうか。

最初に述べたように、私の父は、死後全身を標本にしてよいと同意の意思表示をして、そのとおりになった。だがそれはあくまで大学の解剖学教室での教育・研究用にであって、誰でも（お金を払えば）見られるところに展示することに同意したのではない。死体解剖保存法は、限られた目的と資格のある者の管理下での、死体の全部または一部の保存と利用を想定した法規定になっている。

問題になるのは、公衆の目にさらされるところに死体を展示してよいかというところだろう。お金をとって見せていいかというのは、また別の追加の問題だ。本人の同意があるなら、それも死後の遺体の身の処し方として、本人の自由のうちに入ると考えるべきだろうか。社会はそれを認めてよいだろうか。それとも、フランスの裁判所の判断のように、本人の同意があろうとなかろうと、遺体を標本にして公然と展示するなんてもってのほかで、一切認めるべきではないだろうか。

日本では、「人体の不思議展」は主催者側の自粛（？）で行われなくなったが、禁じられたわけではないので、いつ復活してもおかしくないともいえる。少なくとも日本には、フランスにあるような、それはいけませんとはっきり判断を下せる法的根拠はない。展示標本になるのも死後の身の処し方の自由のうちに入るか否か、きちんと議論しておくほうがいいと私は思う。

自動車事故の実験台になる

遺体の利用には、さらにもっといろいろ、過激なものがある。

米国に、メアリー・ローチという科学ジャーナリストがいる。綿密な取材とユーモアたっぷりの書きぶりで、死後の生、セックス、宇宙旅行などに関わる科学・技術について著作を出していて、日本でも翻訳され紹介されている。その彼女のデビュー作が、さまざまな死体の利用法を紹介した、『死体はみんな生きている』（原題『屍《しかばね》——人の死体の不思議な生きざま *Stiff — The Curious Lives of Human Cadavers*』）だった。この本では、第二章でみたフリーズドライ葬や、この章でみた遺体を用いた手術研修の米国での様子が取り上げられている。だが私がいちばん興味深かったのは、自動車事故や兵器の殺傷能力の実験台に遺体を使うことを紹介した章だ。

衝突などの事故が起こったら、車に乗っている人の体がどのようなダメージをどのくらい受けるか確かめる実験が、自動車の安全設計には必要不可欠だ。ダミー人形を乗せて車を走らせ、壁に衝突させる実験の映像をみたことがある方もいるだろう。米国ではあれを、人の遺体を乗せてやってきたという。そのほうが現実に近いデータが得られるからだ。ただ現在では、車に乗せるのではなく、落下させたり専用の装置をぶつけたりして遺体に衝撃を与える実験方法が多くなっているそうだ。また、頭部や胸部などの体幹についてはもうデータが揃ってわかってきたので、全身に衝撃を与える実験はあまり行われなくなり、近年は脚の関節や膝、肩など体の一部への衝撃実験が主になっているという。

このような実験に人の死体を使っていいかどうか、米国でも問題にされたことがあった。興味深いことに、一九七八年に連邦議会の下院で行われた公聴会では、専門の医学者だけでなく、宗教者や倫理学者も、死体を使った自動車事故の実験を支持したという。

米国でのこうした実験には、医学校に献体された遺体が使われている。米国の献体登録では、日本と違って、医学教育のための解剖実習だけでなく、さまざまな科学研究目的にも遺体を使うことに同意を求めている。そして、いくつかの大学の献体プログラム（Willed Body Program）のウェブサイトをのぞいてみると、「よくある質問」のコーナーがあって、教育や研究に使われたあと、遺体をどうするかが説明してある。なんと、大学で火葬にしたあと、遺骨は海に撒くとしている学校が多い。希望があれば遺族に返すとしているところもあれば、遺族には一切返さないとしているところもあるが、基本的に、献体と散骨がセットになっているのだ。これには驚いた。

さらに驚いたのは、自分の体がどういう研究に使われるか、献体の意思登録をする際にはわからないということだ。車に乗せて壁にぶつけたり、肩に衝撃を与える装置を叩き込んだりして損傷具合を調べる研究に使われるかもしれないということは、明らかにされない。一部では、事前に遺族に説明して同意をとることもあるが、原則としては、そういうことは告げないほうが、よけいなショックを与えないでいいとされているそうだ。米国といえばインフォームド・コンセント（説明と同意）の母国だから、さぞかし同意のための情報開示は厳密に行われているかと思いきや、こと献体される死体の扱いについては、具体的なことは知らされないのが普通のようだ。

米国の葬送文化と献体の特殊性

この背景には、米国独特の葬送と遺体の扱いの文化があると思われる。

米国では、遺体に綿密な防腐処置と修復を施し、「まるで生きているように」着飾らせて、通夜と葬儀の間、会葬者に展示する習慣がある。この遺体処理をエンバーミングという、専門教育を受けて州の資格免許をとった者（エンバーマー）が行う。エンバーマーは葬祭業者に雇われて仕事をするが、エンバーミングの免許をもつ葬祭業者もいる。私が一九八九年夏にボストンで訪ねた葬儀屋さんがそうだった。そこでみせてもらったが、米国の棺は上半分が大きく開くようになっていて、遺体の上半身を少し起き上がらせて、会葬者にみえやすくできるようになっている。顔のところに小さい窓があって、葬儀屋さんが死化粧した顔をのぞけるだけの日本とは、棺の出来も遺体の処理のしかたも、ずいぶん違うのだ。

エンバーミングはよその国にはなかった米国独特の文化で、一説には暗殺されたリンカーンの遺体を運ぶ際に行われた処置が、南北戦争で亡くなった兵士たちの遺体の搬送にも使われて、全米に普及したのだといわれている。近年日本をはじめいくつかの国でもこれに近いことをやるようになったが、伝統のある米国並の水準に達しているところはあまりないようだ。

こうしてていねいに処置された遺体は、葬儀が終わると棺が閉められて、参列者立ち会いのもとに埋葬されるのが、米国の葬儀の主流だった。だが近年は、葬儀が簡素にされ、関係者の参与が減っていく傾向が進んで、手間のかかる土葬ではなく、効率的な火葬を選ぶ人が増えている。全国平均で一九九九年に二四・八％だった火葬率は、二〇一三年に四五・三％まで伸び、この一五年で二倍近くになった。だが、地域差もかなりある。二〇一二年の統計では、火葬率が七割を超える州が四、六割を超える州が六あった一方で、二割台の州が四、二割を切る州が一あった（北米火葬協会調べ）。全国的にはまだ土葬は過半数を保っていて、旧来の慣習が根強く残っていることがうかがえる。

こうした葬送文化がある米国で、火葬だけでなく海への散灰ともセットになった献体を選ぶのは、かなり思い切った決断になる。いまの日本で火葬したあと遺骨を引き取らない0葬を選ぶのと同じようなものだ、といえばおわかりいただけるだろうか。そういう選択をするのは、経済的な負担を避けるためという理由もあるだろう。だがそれだけではなく、遺体の扱いについて、主流派のようなこだわりからは自由なメンタリティをもった人たちが、献体に応じているのではないだろうか。だから、献体したあとの遺体の使われ方についても、米国で主流の徹底したインフォームド・コンセントではなく、細かいことは知らないでけっこうというやり方が受け入れられているのだと思われる。

このように、遺体の処遇についての関心が大勢と比べかなり薄いのが米国の献体の特徴で、そこに悪徳業者がつけ込む余地も出てくる。遺体を用いた手術研修では、セミナー業者が関与し、ホテルを会場にして、高額の参加費をとるようなところもあるようだ。研究に用いる遺体でも、法律では禁止されているのだが、ブローカーが介在して、金銭のやり取りが行われるケースもあるという。

日本の献体は、遺体を引き取り保存するところから、解剖実習後に火葬し遺骨を遺族に返還するまで、一貫して大学の解剖学教室が責任をもって行う仕組みになっているので、悪徳業者がはびこる余地はない。手術研修のための遺体の利用も、従来の献体と同じように、解剖学教室の管理下でのみ認められた。それには、米国のような事態が起こるのを防ぐためという意図もあったのかもしれない。

兵器の実験台にするのはタブー

自動車開発だけでなく、軍事開発でも遺体が利用されることがある。

かつて一九世紀末から二〇世紀はじめにかけて、米軍では、銃などの兵器の殺傷力の実験に、遺体を使っていたことがあるという。だが現在では、兵器の実験に人の死体を使うことには大きな抵抗があり、「政治的に正しくない」ということにされていて、ほとんど行われなくなった。本物の人体ではなく、ゼラチンでつくるなどした模擬体が使われているという。

そのなかで近年の例では、防護服の性能を試験するという「人道目的」のために、死体に弾を撃ち込む研究が認められたことがある。だがそれには、「弾丸を貫通させてはならない、死体の皮膚に傷をつけてはならない」という、科学的には不合理とも思える厳しい制約条件がつけられた。

また別の例では、地雷撤去の際に使う履物の比較試験に、死体を使う実験が行われたこともある。遺体に兵士の服を着せ、足に五種類の履物を履かせて、つり下げた足下で地雷を爆発させ、どれがいちばん人体を防護できるか試したのである。これも人道目的といえばそうだろう。

米国では、科学研究目的で提供された遺体を、どういう研究にどういう手続きで使ってよいかについて、決まった法律はないという。だから遺体を軍事開発研究に用いてよいかどうかの判断は、研究を行う者と研究機関の管理者に委ねられている。だがかえってそのために、兵器の実験に遺体を用いることは、「死体研究の世界で最も侵しがたいタブー」

になっているそうだ。法的根拠がないなかで爆破実験に人の死体をさらして、あとで遺族に知れて訴えられたりしたらたいへんだからである。

献体された遺体を、自動車の安全設計試験のために損傷させるのはよくて、兵器の開発試験のために同じことをするのはだめ、という線引きを、軍事大国の米国がしているのは興味深い。オーストラリアなどの英連邦諸国では、射撃実験や爆破実験に人の死体を使うことははっきり禁じられているという。

米英に比べ、軍事に対する否定的感情が格段に強かった日本では、兵器の開発実験に遺体を用いるなど問題外だと思われるだろう。そもそも人を殺傷する兵器の開発は悪いことだと考えれば、そのための実験に遺体を使うのももってのほかだということになる。

だが、二〇一四年から一五年にかけて、安倍政権のもとで日本の国防・安全保障政策は大きく転換された。だから今後は、銃や爆弾はともかく、地雷撤去時の防護服の試験のような「人道的」目的での研究になら、自分の遺体を提供してもいいという人が現われるかもしれない。もしそういう人が出てきたら、それも死後の遺体の扱いについての本人の自己決定権のうちだと認めるのか、それとも、英連邦諸国のように、それはだめだとはっきり禁止すべきだろうか。

死体に弾を撃ち込んでいいか

解剖実習や手術研修に遺体を供するのはいいけれど、車の衝突実験、銃撃実験、地雷の爆破実験となると、さすがにどうだろう。死後そういう実験の材料に自分の体を使ってくれというのも、遺体の処理のしかたの選択肢の一つだ、葬送の自由のうちだ、という気には、私はなれそうもない。読者のみなさんは、いかがだろうか。

遺体を壁や装置にぶつけてつぶしたり、弾を撃ち込んだり、爆破にさらしたりするのは死体損壊ではないか、罪になるのではないかと思われるかもしれない。だが、罪にあたる行為でも、正当な業務なら罰せられることはないというのが、刑法の原則だ。日本では刑法第三五条に、「法令又は正当な業務による行為は、罰しない」と定めている。たとえば死体解剖保存法に従っていれば、死体をばらばらにしても死体損壊罪には問われない。火葬だってずいぶんな死体損壊だといえばそうだが、日本では葬法の一つとして正当な行為とみなされているから、法令に基づいて埋火葬許可をもらって、許可された火葬場で行えば、罪には問われない。だが勝手に道端や空き地で遺体を燃やせば、もちろん死体損壊罪に問われることになる。

だから死体を自動車に乗せて大破させても、弾を撃ち込んだり爆破にさらしたりしても、車の安全な設計のためだとか、兵器に抑止力や防護力があるか確かめるためだという理由で正当な業務行為とみなされれば、罪には問われないのだ。

法的にはそうでも、倫理的には、遺体に弾を撃ち込むなんて、人の尊厳に反するし、著しく礼意を失している。許されないのではないか。そう感じる向きも多いだろう。米国でもそう感じられているのは先にみたとおりだ。しかしそれをいうなら、生きた人に弾を撃ち込むのはもっと人の尊厳に反するし、何よりまず傷害、殺人の罪になる。だがそれも、戦争という国家の「正当業務」のなかでは、罰せられない。そう考えると、死体に弾を撃ち込むのは悪いことだ、そのようなことに遺体を使うのは認めないといわれても、何か虚しさをおぼえずにはいられない。

遺体の扱いに関して、どこまで自由が認められるか考えるためにいろいろな例をみていたら、安全保障と戦争の問題にまで話がいってしまった。大げさだといわれるかもしれないが、そんな広がりもある問題だと受け取っていただければと思う。自分の死後の遺体の扱い方について、さまざまな自由や自己決定権の主張が出され、それらが一定程度社会にも受け入れられるようになって、いろいろな選択肢が広がる時代になった。だからこそ、今後、社会全体として、認められることと認められないことは何かを、はっきりさせる必要があるのだ。

人体を実験材料にしていい条件

解剖実習の教材、外科手術の練習台、展覧会用の展示標本、自動車事故の衝撃や兵器の殺傷力を検証する実験材料。メアリー・ローチがいうように、死体にはいろいろ奇妙な「生きざま」、いわば「第二の人生」がある。それらの遺体の扱いが全部、葬送の自由の範囲に入ると思う人は少ないだろう。だが、では善し悪しを分ける基準は何なのかと問われれば、誰もが納得できる答えを出すのは、そう簡単ではない気がする。

私の専門の生命倫理では、人を医学や科学の実験対象にすることが許される条件を定めるのが、いちばん大事な議論の一つになっている。単純に本人が同意していればいいとは考えられていない。事前に研究計画を倫理委員会に出して承認されなければ、研究は行えない。倫理委員会の審査が通っていなければ、研究対象にさせてくれと同意をもちかけてもいけないというのが、現在の標準的ルールである。つまり本人の同意は、必要条件だが十分条件ではない。研究計画の科学的・倫理的適正さを事前に審査するほうが、より重要な条件なのだ。「同意はすべてを正当化しない」のである。

切り離された人の体の一部や死体を用いる研究は、生きた人を対象にする研究よりも、少し条件が緩められる。たとえば、委員が集まって審査せず書類の持ち回りによる審査だけですませていい場合や、本人から事前に同意を得る義務が免除される場合が認められる。いずれにしても、事前に研究計画を申請して承認を得る手続きは求められるのが普通だ。

ただ、科学・医学の歴史では、自分を実験材料にして研究をすることがけっこうあった。本人が危険を承知で納得してやるなら問題ないという考え方が、研究の世界には根強くあるのだ。有名なところでは、一九〇〇年に、キュリー夫妻が、放射線の人体に与える影響を自分の体で試した例がある。腕にテープでラジウム塩を貼りつけて一〇時間放置したところ、やけどができた。放射線が細胞を焼く効果がこれで確かめられ、いまのがんの放射線療法の開発につながった。

二〇世紀後半以降に研究倫理がうるさくいわれるようになってからも、一九八六年に、フランスの医師が、試験的なエイズワクチンを自分に注射して安全性を確かめようとしたことがある。宇宙飛行士は、宇宙ではほかに人はいないから、自分の体を使ってさまざまな実験を行っている（宇宙酔いを抑える方法とか、低重力が骨組織に及ぼす影響の測定など）。

もちろんいまでは、自分を使う実験も倫理委員会の承認が必要で、本人がいいといっているだけでは行えないのがルールだ。

だが生命倫理の世界では、本人同意をほかの何よりも上位に置く、自己責任自由主義（リバタリアニズム）の考え方もある。当事者が同意しているなら、クローン人間をつくってもいいじゃないか、代理出産で子どもを産ませたっていいじゃないか、自分の臓器や精子、卵子を売って何が悪い、と主張する倫理学者がいるのだ。そういう考え方でいけば、死後自分の遺体を実験材料にするのも、標本にするのも、すべて本人の自由だということになる。

憲法はどんな自由を認めているか

いろいろな例を取り上げて話があっちへ行ったりこっちへ行ったりしたので、ここであらためて、遺体の扱いを決める自由という意味での葬送の自由とは何かをはっきりさせるために、そもそも人にはどんな自由があるのか、考えてみよう。

ご存じのように日本国憲法では、国民にいろいろな自由が認められている。条文順に並べてみると、こういうリストができあがる。

・奴隷的拘束や苦役からの自由（第一八条）
・思想・良心の自由（第一九条）
・信教の自由（第二〇条）
・表現、集会・結社の自由（第二一条）
・職業選択、居住移転、外国移住、国籍離脱の自由（第二二条）
・学問の自由（第二三条）

こうしてみると当然なものばかりだが、なかには、そんなことまで憲法で定めてあるのかと思いたくなるものもある。第二二条の、国内外に引っ越しする自由なんて、憲法でわざわざ認めるようなことなのだろうか。だが確かに、治安維持などのために国民があちこち動くことを制限している国もあるから、やはり重要な基本的人権なのだ。たかが引っ越しと思ってはいけない。

ことほどさように、基本的人権としての自由は、平穏な日々にいるとあたりまえすぎて、いざなくしてみてはじめて、なくてはならないことに気づくという面がある。

いま憲法に並んでいるいろいろな自由はみな、昔は、禁じられたり制限されたりしているのがあたりまえのことだった。そうした自由のない状態はおかしい、不当だと考えたところから、思想、信教、表現、集会・結社などを、自由に認めろと求める、長い闘いの歴史が始まった。憲法に並ぶ自由のリストは、その闘いの結果、勝ち取られた成果の一覧なのだ。

だから、このリストは固定したものではない。新しい自由の権利を求める運動が起こって、それを社会の大多数が認めるようになれば、新たに追加されたり補充されたりしていくものだ。最近の憲法改正論議のなかでは、たとえば環境権（良好な環境のなかで生活する権利）が、追加の候補に挙がっている。

葬送の自由、または遺体の扱いを決める自由は、憲法の認める自由のリストには入っていない。それは、そこに新たに加えられるべき候補になるだろうか。すでに憲法で認められている自由のなかに、葬送の自由を認める根拠にできるものがあるか、考えてみよう。

思想、信教の自由というものがある。たとえば散骨の実行を求める思想、信条をもつことは自由だ。だがそれは、あくまで人の内面の自由である。海や山に骨を撒きたいと思うのは自由だが、実際にそれをやるのも自由かというと、みてきたようにさまざまな制約があって、思いどおりにできるとは限らない。海に出る手段、山に撒く土地が得られるかどうかわからない。何より、自分が死んだあと、残された者がやってくれるかどうかわからない。

表現の自由というものもある。自然葬がしたい、散骨をする自由を社会は認めるべきだ、という自分の内面の思いを、言葉や絵などにして表現するのは自由だ。だがそれは散骨の実行そのものの自由ではない。海に骨を撒くのが自分の人生を集大成する最後の表現だ、だから散骨を表現の自由として認めるべきだ、という主張はできるかもしれない。だが、あの人ならそういう人生の表現がふさわしいと、誰にでも認めてもらえるかどうかはわからない。そういう動機で自然葬の自由を求める声は、残念ながら聞いたことがない。

内面やその表現にとどまらず、外面の実際の行動に関わるものとしては、集会や結社の自由がある。散骨の実行を求める集会を開くのは自由だし、自然葬を実施するための団体をつくるのも自由だ。だがそれも、散骨そのものを実行することとは違う。

こうして考えてみると、死後自分が望むとおりに葬られたい、あるいは遺体をこういうことに使ってほしいというところまで含めた葬送の自由とは、思想や信条のような人の内面の自由ではなく、集会や結社のような社会的・政治的活動の自由でもないことがわかる。では葬送の自由とは何なのか。もう少し寄り道して考えを進めてみよう。

葬送の自由は学問の自由に似ている

先ほどまでは、死後自分の遺体を標本や実験材料にする自由はあるかという問題について、遺体を提供する側の立場で考えてきた。では、それを、実験研究をする側の立場で考えてみたらどうなるだろうか。研究者に、人の死体を実験対象にする自由は認められるだろうか。

そこで先の憲法の自由のリストをみてみると、学問の自由という一項があるのに気づく。日本国憲法第二三条は、「学問の自由は、これを保障する」と定めている。

ここでいう「学問」とは何だろうか。憲法は別の条文で、思想や表現の自由を認めている。それとは別に、わざわざ「学問」の自由が認められているのは、なぜなのだろうか。

憲法第二三条は、戦前の国家による学問への介入に対する反省に立ってつくられた条文だといわれる。念頭に置かれたのは、天皇機関説のような、国家権力から統治上問題とされた社会科学系の研究である。しかしこの条文は、自然科学系の研究まですべて含めて

「学問」であり、自由が保障されていると理解されている。

もちろんそうでなければならないだろうが、この条文がつくられたのは、まだDNAの構造も明らかにされていなかった時代である。現代の生命科学は、日本国憲法ができたあとに急速に発展した新興の領域だ。深いレベルで生命を操作するようになった科学研究が、学問だからすべて自由だ、というわけにはいかないだろう。人間に応用される医学研究では、なおさらである。人の死体を用いる研究もそうだ。

つまり学問の自由は、思想、信条のような内面の自由や、その内面を表現する自由にとどまるものではない。外部の対象に働きかけ、観察や実験を行う研究の営みが伴って、はじめて成り立つものである。研究の営みは、集会や結社のような社会的・政治的な外面の行動とはまったく異なる。その点で学問の自由は、葬送の自由と性格が似ているといえるかもしれない。とくに研究の対象が、自然環境や、人を含めた生きものとなると、何でも勝手にやってよい自由はないことはよくわかる。その点も、人の遺体の扱いを対象とする葬送の自由と同じだ。

学問の自由が認められる条件

だから学問の自由には、超えてはならない一線があってしかるべきなのだが、その一線をどこに引くかを決めるためには、学問としての科学研究はなぜ自由なのか、自由が成り立つ条件は何か、その自由を制約する原理は何かという問題を真剣に検討し、明らかにする必要がある。

そう考えた私は、この問題を直接科学者に問いかけ、議論してみたことがある。その結果は本にまとめた（『生命の研究はどこまで自由か』岩波書店、二〇一〇年）が、これだ、という明確な答えが得られたわけではない。だがこの問題を考える人が参考にできる大事なポイントをおさえることはできたと思っている。本書で考えてきたこととつながりのある点に絞って、その内容を少し紹介してみたい。

対話の相手になってくださった四人の科学者が、研究の自由について考える例として一致して取り上げたのは、原子力研究だった。

物理学者は、長年の研究の積み重ねの末、原子核には膨大なエネルギーが含まれていると予測した。その予測は、微小規模の核分裂を起こす実験で確かめられた。この研究をさらに押し進めた結果が、原子爆弾の開発につながる。

しかし、だから原子力研究に自由を認めてはいけないとは、科学者のどなたもいわなかった。研究者なら、原子核のエネルギーの仕組みと、それを解放するとどうなるかを、とことん知ろうとするのは当然だ。徹底的な情報公開と安全管理を条件とすれば、原子力研究も憲法が認める学問の自由を享受すべきだ、というのである。

周囲の環境や、人を含めた生きものを被曝させたり、破壊したりすることはもちろん許されない。だから安全管理は必須である。兵器への応用研究は問題になるが、日本原子力学会の倫理規程は、原子力研究は平和目的でのみ許されるとしている。これは学問の自由の自己規制だといえる。

生命科学の分野でも、似たような例がある。遺伝子組換え技術が実用化されようとしていた一九七五年に、世界中の専門家が集まって、安全を保障できる体制を整備するまで、実験をするのをやめようという、自主規制（モラトリアム）をかけたのだ。科学史上名高い、「アシロマ会議」である。これも、学問の自由の自己規制の一例だ。

遺伝子組換え実験の進展の是非を検討したこの会議では、生きものの根幹に手を下してよいのかという倫理的な問題は、ほとんど議論されなかった。論じられたのは、研究を安全に進めるためにはどのような条件が必要かということで、その条件としてつくられたのが、後に世界中の研究室で採用された、遺伝子組換え体の物理的封じ込めの基準マニュアルだった。遺伝子を改変したら生物がどのように変わるか、どんな害があるかわかっていなかったので、実験に使った生物が外に出て害を及ぼさないよう封じ込めて危険を防止しようというのだ。いまでいう「予防原則」が、研究の自由を制約する原理として採用されたのである。つまり、先にふれた日本原子力学会の倫理規程も、平和目的という限定のほかは、内容はほぼ安全管理に尽きている。

安全性の確保は技術面のことで、倫理とは別問題だという人もいるが、私はそうは考えない。それが科学研究の自由を認める条件になるなら、立派な倫理の基準だと思う。

発生工学を専門とするある科学者は、先の本にまとめた私との対話のなかで、生命科学研究で何をどこまでやってよいかを決める基準は、「迷惑をかけないこと」だといった。そこでいう「迷惑」とは、被曝や遺伝子改変生物による生態系の汚染のような、実際の危険を及ぼすことだけではない。たとえば再生医療のために人の胚《はい》（受精卵）を壊してES細胞をつくる研究は、受精の瞬間から人の命が始まると考える人たちには、殺人に近い行為と感じられ、非常な反発を招く。そこまで含めて研究が社会に及ぼす「迷惑」だと考えるべきだというのである。

生命倫理ではよく「人の尊厳を侵してはいけない」というが、実際に何をしてはいけないかという具体的ななかみは、胚も人間だと考えるか細胞の塊だと考えるかといった、価値観によって左右される。遺体、遺骨の扱いが許される範囲を決める判断も、同じように人々の価値観に左右される。この点でも、葬送の自由は、学問の自由と共通するところがあると思う。

死体を使う実験も学問の自由のうちか

さて、では、人の死体を実験材料にする研究を行うことは、憲法が認める学問の自由のうちに含まれるだろうか。

日本国憲法が認める自由を行使する権利は、「公共の福祉」に反しない限り、という制約を課されている。何が公共の福祉に反するかは、具体的な問題に対して、ときどきの社会が議論して決めていく。その結果のいくつかは、法律になる。

生命科学分野での例としては、二〇〇〇年に制定されたクローン技術規制法がある。この法律は、人のクローン（DNA総体がまったく同じ個体）をつくることを禁止し、それにつながる研究を国の管理下に置いて規制している。クローンづくりは安全性に問題があるだけでなく、誰かのコピーとして生まれさせられる点などが人の尊厳を侵す恐れがあるから、というのが、禁止や規制を設けた理由だ。このようにクローン技術規制法は、特殊なごく一部の研究に限って、憲法が認めた学問の自由を制限する法律なのである。

遺体を用いた実験研究には、何らかの制約を課す必要があるだろうか。人やほかの生きものへの感染や環境汚染を防ぐための安全性の確保は、必須の条件だろう。ではそれがクリアされればいいか。本人が生前同意していれば、遺体をどう研究利用しようが、他人に迷惑をかけるとはいえないか。それとも、非常な嫌悪と反発を引き起こしかねない実験（たとえば遺体を地雷の爆破にさらすような実験）だったら、社会に迷惑を及ぼすので許されないか。先にみたように、英連邦諸国は、そう判断しているようだ。一律禁止ではないが、タブー視してなるべく認めないようにしている米国も、それに近い。

この点について日本では、死体解剖保存法で、死体の利用の目的や、利用者の資格が制限されてきた。しかし六〇年以上前にできた法律なので、遺体のさまざまな部分の提供を受けて保存利用する科学研究の進展に、対応できなくなっている。先にみたように、手術研修に遺体を用いたいという新しい要請にも、この法律だけでは対応できず、関係学会が、認められる条件や手続きについてガイドラインをつくらなければならなかった。兵器の開発実験での遺体の利用も、死体解剖保存法がいう「医学の教育または研究」には入らないだろうが、それは対象外ということで、認めないとしているわけではないと考えられる。

そして、そのような遺体の利用が、死後に自分の遺体をどう扱うかを決める自由のうちに入るかどうかは、さらにまったく想定外の問題だ。答えはまだない。だからこれから私たちが、考えて決めていけばいいのだ。

葬送の自由が認められる条件

遺体を実験材料にする自由はあるかという問題は、葬送の自由はどこまで認められるかという問題全体のなかでは、ちょっと特殊な枝分かれにすぎないかもしれない。だが、全体を考えるうえで、参考にはなったと思う。

そこで本丸の葬送の自由について、学問の自由が認められる条件を参考に考えるとすれば、「葬送としての節度を守って」行えば、ほかの人や社会全体に迷惑をかけないので、自由に認められていい、と、ひとまずいうことはできる。

だが前にも述べたように、どうすれば葬送としての節度を守っていると認められるかは、人によって考えや受け取り方が異なるところがある。実際に、散骨への反発が起こった地域で、自治体が実施を規制しようとする動きもあった。

葬送の自由を、国や自治体は規制できるのか。葬送の自由が認められる範囲と条件を決めるには、憲法に規定を加えたり、法律をつくったりしなければならないのだろうか。国は、死者を送るという人々の営みに対し、どういう役割を果たすのだろうか。次の第四章では、こうした問題について話を進めて、本書の議論を締めくくってみたい。

第四章　自分と送る者と国との関わり——葬送の自由をどう認めるか

散骨を規制する自治体が出てくる

前章の終わりでは、葬送としての節度をもって行うのが、自由が認められる条件だと述べた。だが、節度をもってやっているつもりなのに、そう受け取ってもらえなかったら、どうするか。何が葬送としての節度かについて、考え方、受け取り方が対立する場面が出てきたら、双方の隔たりをどう調整し解決すればいいだろうか。

対立の調整といえば政治的な課題になるから、法令を設け、何をやっていいか、いけないかを定めて決着をつけることが、解決のための一つのわかりやすい手段になる。散骨を巡って、実際そういうことが起こっている。

二〇〇五年から二〇〇七年にかけて、北海道で、散骨場をつくろうとした業者に対し、周辺住民が反発し、地域の自治体が条例を設けて、散骨を規制する動きが相次いだ。同じような散骨規制は、二〇〇八年から二〇一〇年にかけて、埼玉県、長野県、静岡県の一部自治体にも広がった（表2＝散骨を禁止または規制する地方自治体一覧）。

こうした動きが起こった背景には、この時期に、散骨が新しい葬送の方法の一つとして認知され、広まってきたことがあるだろう。常設の散骨場をつくろうとする業者が出てき

表2　散骨を禁止または規制する地方自治体一覧

【禁止または原則禁止している自治体】

北海道長沼町	さわやか環境づくり条例	2005年	何人も、墓地以外の場所で焼骨を散布してはならない
埼玉県秩父市	環境保全条例	2008年	何人も、墓地以外の場所で焼骨を散布してはならない。ただし、市長が別に定める場合は、この限りでない

【許可制にするなどして規制している自治体】

北海道七飯町	葬法に関する要綱	2006年	焼骨の埋葬、収蔵以外の「法定外の葬法」の計画地の制限を指導（学校、病院、公園、団地、集落、水源などから距離を置く）
北海道岩見沢市	散骨の適正化に関する条例	2007年	散骨場を経営しようとする者は、市長の許可を受けなければならない。散骨は、散骨場以外の区域において、これを行ってはならない。ただし、規定による届出をした者がその届出に係る区域において散骨を行う場合は、この限りでない
長野県諏訪市	墓地等の経営の許可等に関する条例・施行規則	2008年	散骨場を経営しようとする者は、市長の許可を受けなければならない
静岡県御殿場市	散骨場の経営の許可等に関する条例	2009年	散骨事業を行おうとするときは、市長の許可を受けなければならない
埼玉県本庄市	散骨場の設置等の適正化に関する条例	2010年	散骨場を設置しようとする者は、あらかじめ市長の許可を受けなければならない

たのは、それだけ需要が見込めて商売になる見通しがあったからだ。だが序章でもみたように、遺骨は墓に納めるものだという従来の慣習に基づいた意識は、依然として根強い。だから、散骨場の候補地に選ばれた地域の周辺住民が、新奇な葬法が突然身近に入ってきたことに、戸惑いと反発を感じたのも、無理からぬことではある。

ただ、散骨を規制した自治体は二〇一五年時点で七つ、うち一つは法的拘束力のない「要綱」なので（北海道七飯《ななえ》町）、法的に規制を敷いた自治体は六つにとどまる。日本全体からみれば、ごくわずかだ。第二章でみたように、条例で土葬を禁止している自治体のほうが、はるかに多い。

散骨を規制したこれらの自治体のなかで、禁止したのは北海道長沼町と埼玉県秩父市の二つだけだ。秩父市は、市長が別に特例として許可できる余地を残した規定になっている。そうした余地のない禁止をした長沼町でも、違反に対する罰則（六ヶ月以下の懲役または一〇万円以下の罰金）を科す対象は、「焼骨を散布する場所を提供することを業とした者」に限っている。業者ではなく、個人が自分だけのこととして散骨をするなら、条例違反ではあっても、罰則は科されないのだ。つまり、禁止という強い対応を町が行ったのは、散骨をしようとする個々人を直接対象にしたものではなく、*散骨をサービスとして提供しようとする業者を排除したいという意図によるものではないかと思われる。

さらにいえば、二つの自治体の規定はともに、「墓地以外の場所で」散骨することを禁じているだけである。つまり、墓地の内でならやってもいいと認めているわけで、散骨を葬送の方法として全否定しているのではない。墓地のなかでやるなら葬送としての節度を守っていると認めてもいいが、ひらけた山林でやるのは葬送としての節度を守っているとは認めない、だから禁止する、という線引きが、そこに示されている。

ただ長沼町も秩父市も、そのやっていいこととといけないことの線引きを、墓地行政の条例ではなく、環境保護のための条例でやっている。そこに、散骨への反発の強さが示されているともいえる。散骨は、地域住民のための良好な環境の保全に反するものだという意識が読み取れるからだ。葬送の自由をすすめる会などの散骨推進派は、焼骨はまったく無害な有機物で、自然環境に悪影響は与えないと繰り返し訴えてきた。だが、実際に近くで撒かれる側としては、科学的には無害だとしても、感情的に受け入れ難いところがあるということなのだろう。

＊長沼町の条例には、散骨という行為自体に罰則はないが、違反者に必要な措置を講じるよ

う勧告でき、それに従わなければ二万円以下の罰金または拘留を科すことができるという規定はある。禁止規定を守らせるために、たとえば、撒いた遺骨を全部回収せよというような勧告をすることを想定しているなら、個人も対象になっているといえる。

規制の理由

散骨を禁止はせず、行政の指導または許可の対象にして規制しただけのほかの自治体でも、実際に許可を受けるためにはかなり厳しい条件を課している。隣接した土地の所有者の同意、近隣住民への説明会の実施と自治会の同意、住宅地・学校・病院・公園などの公共施設や公道・水源などから一定の距離を置くことなどが、その主な内容である。限られた地域内でこれらの条件をすべて満たすのは相当難しいだろうから、許可制とはいえ、事実上散骨する場を設けることはできないようにしているのだという評もある。

こうした厳しい条件を課して散骨の実施を規制する理由は、各自治体の条例によると、多少文言の違いはあるが、葬送ないし遺骨の扱いが「公衆衛生その他公共の福祉の見地から、適正に行われる」ようにするためだとしている。これは、条例のもとになる国の「墓地、埋葬等に関する法律」（墓埋法）の規定にならったものである。焼骨の散布は衛生上何も問題はないという散骨推進派の訴えは、ここでも受け入れられていないようだ。

公衆衛生その他公共の福祉の見地からという理由に加えて、埼玉県本庄市の条例と北海道七飯町の要綱は、「市（町）民の宗教的感情に適合」させる必要があることを、規制の理由に挙げている。これも墓埋法の規定を引きうつしたものだが、ほかの自治体の条例には、宗教的感情への適合のためという文言は入っていない。

そこでいう「宗教的感情」とは、遺骨を墓に納めお参りするのが死者の供養になるという、日本独特の仏教の教えによる信条を想定しているのだろう。墓埋法ができた太平洋戦争敗戦直後の時代には、そうした信条に基づく旧習がまだ全国一律に行われていた。だがその後、葬送を巡る信条は多様化して、どんな供養のしかた、葬り方なら人々の感情に適合しているか、一概には決められなくなっている。だからこそ散骨のような新しい葬法が出てきたのだ。その新参の散骨の波及に対し、旧習に基づく「宗教的感情」を守ることを規制の理由に挙げるか挙げないか、自治体によって対応が分かれているのは、興味深い。葬送の旧習の根強さ、あるいはそれを守りたいという意識の強さに、地域によって差があることがうかがえる。

目を引くのは、北海道岩見沢市が独自に条例に掲げた規制の目的である。「基幹産業である農業の発展を図ることの重要性にかんがみ、散骨が適正に行われることを確保するために必要な措置を講ずることにより、当該農業により生産される農産物に対する消費者の信頼を確保」するため、この条例をつくったとある。じつに明快だ。散骨が行われている場所の近くで生産された農産物には、消費者が抵抗を示す恐れがある。それを配慮しなければならない。散骨に科学的にみて衛生上の問題はなくとも、風評被害のような「迷惑」をこうむる可能性はあるだろうという認識が、そこに示されている。葬送としての節度という問題が、それだけではすまないで、地域の基幹産業の保護という、より切実な問題にもつながることがある。これは、葬送の自由を考えるうえで、忘れてはならないことだろう。

法律をつくらないと葬送の自由は守れないか

これらの自治体による規制はいずれも、散骨を商売にしようとした業者が市や町に入ってきたことがきっかけになってできたものだった。それに対し、葬送としての節度を守る自主ルールに基づき慎重に行われてきた葬送の自由をすすめる会による散骨が、行政の規制を招いた例は、これまでのところない。会が東京都多摩水源地域で行った山での散骨に対し、一九九四年に、地元周辺の自治体が、水源林周辺での散骨を認めないよう都に要望書を出したことはあった。また、北海道ニセコの山林での散骨に対し、二〇〇五年に地元の倶知安《くっちゃん》町から自粛要請があり、会の北海道支部が町と話し合いを行ったこともあった。だがいずれの場合も、条例などによる禁止や規制にまでは及んでいない。海での散骨については、中止や自粛の要請を受けたことはないという。

葬送の自由をすすめる会の設立者で初代会長の安田睦彦氏は、活動を始めたころの著書で、散骨を行うには「立法が先決との声もある」が、「国民の価値観が多様化し、宗教的感情も一様でない今、死者を送る方法は各人各様であってよい。葬送という心の問題に、国や地方自治体は立ち入るべきではない」と述べていた。散骨による自然葬を進めるのに、法律は要らないというのである。へたに散骨の公認を求めて法律をつくろうとすると、従来の墓地行政との整合性などをどうしても考慮せざるをえず、国や自治体の管理を招いて、かえって自由が損なわれると認識していたのだと思われる。

しかしその後、同会の活動のおかげもあって散骨が受け入れられてきた結果、それを事業にしようとする業者が出てきて一部の地域で反発を招き、先にみたような自治体による禁止や規制の動きが起こった。そうした動きに対し危機感を抱いた葬送の自由をすすめる会は、方針をあらため、散骨による自然葬を行う自由を守る法律をつくることを目指すようになった。二〇一〇年に出した著書で安田氏は、会の設立以来の活動をまとめた本論の最後に、自然葬を葬送の選択肢に含めて自由に行う権利を認める「葬送基本法」を早急に制定するよう提案したい、と述べている。

葬送の自由を認めるためには、法律が必要なのだろうか。必要だとすれば、どのような根拠に基づく、どのような内容の法律にすればいいのだろうか。

葬送の自由をすすめる会が実際につくった法律案とその問題点については、あとで詳しくみてみたい。ここではその前に、実際に散骨を認める法律をつくった国の例をみて、葬送について国が法律をつくるとどうなるか、法律を通じて国が葬送に関わることにはどういう意味があるのかを考えてみよう。

フランスには散骨を認めた法律がある

二〇〇八年、フランスの法律に、火葬にしたあとの遺灰の扱いを定めた規定が新しく設けられた。そのなかで、遺灰は、「公道を除く自然のなかに撒く」こともできるとされた。海や山への散骨(=散灰)*を、国が法律で公認したのである。

だが、フランスで散灰（散骨）を公認する法律がつくられたのは、民間の要望に応じて国が葬送の自由を認めた結果だとはいえない事情がある。遡《さかのぼ》れば一八世紀末のフランス革命以来、国家が葬送に関わってきた長い歴史が背景にあったうえでのことなのだ。それを知らないと、なぜフランスが散灰を認める法律をつくったのか、それにはどういう意味があるのか、理解できない。そこで次に、フランスの葬送事情とその歴史的背景を、やや詳しくみてみたい。

＊フランスでは、土葬した遺体が白骨化したあとの状態を遺骨といい、火葬したあとの遺骨を遺灰といって区別している。火葬した遺灰も「お骨」という日本の感覚とは違うので、ご注意を。以下でフランスのことを紹介するときは「散灰」ということにするが、やることは日本でいう散骨と同じである。

遺灰の扱いを法律に定めた事情

第三章の「人体の不思議展」のところで紹介したように、フランスの民法には、こんな条文がある。

「人体の尊重は、死によっても終わらない。遺体が火葬にふされた者の遺灰を含め、亡くなった人の遺骸は、敬意と尊厳と礼をもって扱われなければならない」

民法といえば、憲法や刑法と並んで、国民の権利の大本を定めた、国の最も基本となる法律である。その民法に、なぜわざわざ遺灰の扱いを定めているのだろうか。法律が一方で尊厳をもって遺灰を扱えと求め、他方で海や山への散灰を認めているのは、どう両立するのだろうか。

民法に遺灰の扱いを定めた条文ができたのは、二〇〇八年十二月のことだ。墓地と葬儀に関する法令を、最近の事情の変化に合わせて改正する必要が出てきた際に、一緒にこの条文の新設も提案された。それは一言でいえば、フランスで近年、火葬がようやく増えだしたことに対応するための立法だった。

伝統的にカトリックが主たる宗教のフランスでは、人は死ねば土葬されるのが決まりだった。これは、カトリック教会が、イエス・キリストの贖罪《しょくざい》の死と復活を信じるとともに、「からだの復活」を信じることを教えの根本としていることに基づいている。新約聖書では、最後の審判の際、イエスが再臨し、すべての死者が蘇って復活するとしている。だから、カトリック教徒は、死後、ふたたび肉体をもって復活すると信じるのである。死体を燃やしてしまうのは、この「からだの復活」の信仰に反することと考えられたので、教会は火葬を選んだ人を破門することになっていた。

フランスでは法的にも、一八八七年に葬法に関する法律ができるまで、国民は火葬を選ぶことが認められていなかった。カトリック教会が、現代社会の慣習の変化に対応するために、火葬を選んだ人を破門するのをやめることにしたのは、さらに時代がくだって、ようやく一九六三年になってのことだった。それまでは、法律で認められていても、事実上火葬は禁じられていたのだ。

カトリック教会が火葬を容認したあと、フランスでは、一九七五年までに七ヶ所の火葬場ができたが、死亡者全体に占める火葬の割合はわずか〇・四％だった。火葬が増えだしたのはごく最近、一九九〇年代以降になってからで、二〇〇一年に二〇％となり、二〇一四年には三七％まで増えた。火葬場も全国で一四四ヶ所に増えた（フランス葬儀情報協会による。ちなみに日本では、一九七五年に火葬率はすでに八六・五％に達していた。79頁図2参照）。

土葬の伝統の根強い国でのこうした急速な火葬の増加は、さまざまな問題を引き起こした。私たち日本人には理解しにくいのだが、フランス人は、墓に葬るのは遺体だけで、火葬にしたあとの遺灰は、墓に入れるものではないと考えるようだ。墓は最後の審判まで復活を待つところだという観念があるのかもしれない。火葬して遺灰にするということは、「からだの復活」を信じないということで、だから待機の場所である墓とも縁が切れる、と思われているのではないだろうか。

いずれにせよ、フランスでは、火葬したあと遺灰が骨壺に入れられて返されるのは日本と同じだが、その骨壺は墓には納めない。ではどうしたらいいのか。遺族は骨壺の扱いに困ってしまう。火葬に合わせた葬送の作法が、まだ定まっていないのだ。そこでどうなったかというと、骨壺が家のなかに置きっぱなしというのはいいほうで、駅の手荷物預かり所に預けたままにしたり、地下鉄の構内に放置したり、ゴミ捨て場や海岸に捨てたりする例が頻発したという。なかには値のはる骨壺をつかまされたのか、遺族が骨董屋に売り払ったケースまであったそうで、物議をかもした（ル・モンド紙 二〇〇五年十月三十一日付記事などより）。骨壺の処遇が、社会問題になってしまったのだ。

こうした葬送の慣習の変化によって起こった混乱に対応するため、フランス国会は、新たな立法に踏み切った。あとで詳しくみるように、墓地と葬儀に関する法律が改正され、最初に紹介した散灰公認規定の新設も行われた。だがそれにとどまらず、火葬後の遺灰も、人の一部として尊厳をもって扱われなければならない（売買したりむやみに捨てたりしてはいけない）と民法に規定するところまで行くのが、人権の祖国フランスらしいところだ。

遺灰の扱いを定めた民法の規定は、もともと設けられていた、人体の扱い全般について定めた規定に追加されたものだった。一九九四年に、臓器移植や生殖補助医療などの先端医療のルールを定めるために、「生命倫理法」と呼ばれる法律がつくられた際、その一環として、民法に「人体の尊重」という節が新たに設けられた。臓器移植や体外受精などのために提供された臓器や精子、卵子などにも人の尊厳の尊重が及ぶとして、人の体の一部や生命の要素の野放図な利用や売買を防ぎ、先端医療を適正に管理規制するために、人体の扱いについての基本原則を民法に定めたのである。

そこに追加された、火葬後の遺灰も人の体の一部として尊重し、ていねいに扱えという条文は、「生命倫理法」によってできていた民法の人体の尊重の規定をさらに補完するものだ。人体に備わっている人の尊厳は、その人が生きている間だけではなく、死んだあとにも保たれるとあらためてはっきりさせたからだ。ただその法改正の目的が、生命倫理のためではなく、火葬が増えて世の中にあふれだした骨壺の扱いの管理のためだったということなのだ。

この遺灰の扱いに関する民法の新規定に合わせて、墳墓陵辱《りょうじょく》の罪を定めた刑法の規定も改正された。「墓碑、墓所、または死者の思い出のために建立された記念物に対する冒瀆は禁錮一年、罰金一万五〇〇〇ユーロで罰する」という条文の、冒瀆を禁じる対象に「骨壺」が加えられたのである。これによってフランスでは、骨壺をむやみに放置したり捨てたり売ったりすると、刑法の「墳墓等の陵辱」の罪に問われかねないことになった。遺灰の扱いを法律で定めたのは、あふれだした骨壺が適正に扱われるようにするためだったという事情が、よくわかる改正だ。

フランスでは葬送は行政の責務

近年フランスで火葬が急速に増えてきたのは、葬儀の簡素化を求める人が増えてきたためだ。教会での儀式や葬列を組んでの墓所への埋葬などを、もはや望まない人が増えた。世俗的で非キリスト教的な火葬は、そうした人々の求めにかなう葬法として、受け入れられるようになった。長引く経済不況のもとで、高額の費用がかかる葬儀が敬遠されているという要因もある。火葬にすれば簡略な儀式になるので、時間と人手がかかる土葬による伝統的な葬儀に比べ、費用が三割は安くすむという。近年フランスでは、従来の葬祭業者に代わって、インターネットを窓口に安く葬儀を提供する業者が増えている。ただ、火葬に専用の墓地への散灰のサービスも加えて、その費用を上乗せしようとする業者もいて、必ずしも火葬だから安くなるとは限らないこともあるようだ（ル・モンド紙 二〇一二年十月三十日、十一月一日付記事などより）。

こうして火葬が増えた結果、骨壺の扱いが社会問題になったわけだが、だからといって、民法や刑法まで改正して、国が骨壺の扱いを適正なものに管理しようとするフランスの対応は、日本ではちょっと大げさに感じられるかもしれない。

だが国がそこまでやるのには、理由がある。フランスでは、葬送に関することがらは、基本的に行政が担う公務なのだ。市町村は、住民に葬儀と墓地を提供することを法律で義務づけられている。最初に紹介した散灰を認める規定は、葬儀と墓所に関する法令のなかに加えられたものだが、その法令は、地方公共団体法のなかに入っている。日本でいえば、「墓地、埋葬等に関する法律」が、地方自治法のなかに入れられているようなものなのだ。日本では墓埋法は、地方自治関連ではなく、公衆衛生関連法規とされている。だからそれを所管するのは、総務省ではなく、厚生労働省である。そこが、フランスと日本との大きな違いなのだ。

そのようにフランスでは、地方公共団体法の、市町村が果たすべき業務を定めた規定のなかに、「墓所と葬儀」という節がある。その墓所の項では、従来、「各市町村は、死者を埋葬する土地を少なくとも一ヶ所備えること」と定めていた。この条文に、二〇〇八年の改正で、火葬した遺灰を受け入れる場の提供が、新たな業務として加えられた。新しい条文は、こうなった。「各市町村または墓地に関わる広域事務組合（複数の市町村にまたがる行政事務を担う団体）は、死者を埋葬する土地を少なくとも一ヶ所備えること。また、住人二〇〇〇人以上を擁する市町村または広域事務組合は、火葬にふされた死者の遺灰を受け入れる用地を少なくとも一ヶ所備えること」

これに続けて、次の条文では、改正前は、「死者を埋葬する土地は、毎年の推定埋葬数に必要な土地の五倍の広さをもつこと」と定めていた。そこに、二〇〇八年の改正で、次のような一項が追加された。「また火葬にふされた死者の遺灰を受け入れる用地は、遺灰を撒くために整備され、故人の身元を記す設備を備えた場所と、納骨堂または骨壺を埋蔵することが認められた場所を含むこと」。土葬できる十分な用地を確保することが市町村の義務とされていたところに、新たに散灰スペースと、遺灰を納めることができる専用設備の確保も追加されたのだ。

これらの墓所に関する規定が、市町村の条例ではなく、国の法律で定められているところに注目していただきたい。日本では、法律では墓所を営むには地方自治体の長の許可がいるとしているだけで、自治体は墓所の提供を義務づけられてはいない。墓所が備えなければいけない細かい条件も、地方自治体がそれぞれ条例で決めている。それに対しフランスでは、市町村がどういう設備の墓所（火葬場と納骨堂も含む）をどれだけつくらなければいけないかを、国が法律で決めているのだ。そのほか墓所に関しては、次のような規定が設けられている。

- 墓地の創設、拡張、移転は、市町村議会が決定する。都市部では国の許可も必要。
- 火葬場と納骨用地の創設と管理は、市町村と広域事務組合だけが行える（日本のような民間の霊園経営は認められていない）。
- 火葬場の創設または拡張は、環境法が定める公聴会と県の委員会の意見を経て、国の地方機関の許可を受けないと行えない。

住民の葬送について、ここまで細かい義務を国は法律で市町村に課している。だから、火葬の結果出てくる骨壺の扱いまで、国は責任をもたなければいけないのだ。

テロリストでも住民なら埋葬を拒めない

このようにフランスでは、葬儀と墓所の提供が公的な責務とされている。それをよく示す出来事が、最近あった。

二〇一五年一月、パリで、風刺新聞シャルリ・エブド本社がイスラム過激派に襲撃され、死傷者が出る事件が起こった。同紙が、イスラムの預言者ムハンマドを下品に風刺する漫画をたびたび掲載したことから起こった惨事だった。

襲撃犯は、逃走した先で銃撃戦の末に射殺されたのだが、そのうち二人の兄弟は、パリ北西のジュヌビリエという町に住んでいた。遺体が返されたあと、遺族がその地での埋葬を望んだところ、兄は住民登録をしていなかったので、埋葬が拒否された。だが弟は住民登録をしていたので、町内の墓地への埋葬を拒めなかった。兄はフランス北東部のランスに住民登録していたのだが、ランス市長は当初、埋葬を拒否した。墓が過激派を呼び込む聖地になるのを恐れてのことだったという。だが国の指示を受けて、埋葬を受け入れることになった。市町村が住民の埋葬を拒むのは、法律違反になるからである（ル・ポワン誌ウェブ版二〇一五年一月十七日付記事などによる)。

地方公共団体法の墓所の項の規定によると、市町村の墓地に葬られるのを求めることができるのは、次の人々である。

・その市町村内で亡くなった人。どこの住民かは問わない。
・その市町村の住民。よそで亡くなってもかまわない。
・その市町村の住民ではないが、市町村の墓所にある家族の墓に入る権利のある人。
・外国居住のフランス人で、その市町村に選挙登録をしている人。

このように法律で定められているので、住民登録をしていれば、国中が憎悪しているテロリストでも、求めがあれば、市町村の墓所への埋葬を拒めないのである。住民に墓所を提供することが、市町村に法律で義務づけられた責務だからである。

これに対し日本では、住民への墓所の提供を自治体に義務づけるような法律の規定はない。だから、たとえば日本でテロを起こし死んだ者の遺族などが、住民登録をしていた自治体の公営霊園に墓をつくることを求めてきたとしても、自治体は理由をつけて拒むことができるだろう（ほかの利用者や周辺住民に迷惑を及ぼす恐れがある、などとして。民間霊園はもとより拒むのは自由である）。

新しくつくられた遺灰の扱いの決まり

散灰の公認につながる、フランスでの遺灰の扱いに話を戻そう。

二〇〇八年の法改正で、地方公共団体法の墓所の項に、「遺灰の処遇」というセクションが新たに設けられた。そこに、火葬後の焼骨をどう扱えばいいか、細かい規定がつくられた。ざっと並べてみると、次のようになる。

- 火葬後、遺骨は粉砕して粉状にし、故人の身元と火葬場の名を記した標示板をつけた骨壺に納めること。
- 遺灰の処遇が決められるまでの間、骨壺は、一年を超えない期間、火葬場に保存する。喪主が望めば、宗教施設に保存することもできる。
- 一年の期間が過ぎても遺灰をどうするか喪主の決定がない場合は、遺灰は死亡地の市町村の墓地の散灰設備または次に定めるその他の場所に撒かれる。

・遺灰はその全部を、喪主の意向により、次のいずれかの方法で処理する。
－骨壺のなかに保存し、墓に埋蔵するか、納骨堂の仕切りに置くか、墓地または納骨用地内の墓碑にはめ込む。
－墓地または納骨用地内の散灰スペースに撒く。
－公道を除く自然のなかに撒く。その場合、喪主は、故人の出生地の市町村長に、故人の身元と遺灰を撒いた日付および場所を届け出ること。届出は専用の登録簿に記載される。

こう並べてみると、火葬後の遺灰を納めた骨壺が、むやみにそこらへんにあふれないようにしたいという立法の意図が、とてもよく現われている。日本では何年も寺などに預けっぱなしの無縁の骨壺がたくさんあるというが、フランスでは、預けられる期間を一年に限っている。遺族は、それまでにどうするかを決めなければならない。遺族が決めなければ、市町村長が処分できる。

さらに、「遺灰はその全部を」と規定しているのは、一括して処理しなければいけないという意味だと思われる。立法の趣旨からして、あちこちに遺灰があるという状態は避けようとしていると考えられるからだ。だから日本ではよくある分骨は認められず、海に撒いて墓にも入れて、あるいは手元にも残して、という選択は、フランスではできないことになる。

散灰については、「自然のなかに」というのがどこまで許されるのか、法律では定められていない。関連の規則で、海に撒く場合は、海岸から三〇〇メートル以上離れたところでないといけない、標識で境界が定められている公共の海上（港や船の進入水路など）ではいけない、河川に流すのはいけないといった縛りはあるそうだ。所有者のいる山林も避けたほうがいいとされている（フランス葬儀情報協会などによる）。

フランスの立法は葬送の自由を狭めた

このように、フランスで散灰が法律で認められたのは、もともと国は市町村を通じて国民の葬送の面倒をみる義務があったので、増えだした火葬を選ぶ国民のために、新しい葬送の形を決め、その実施のための新たなルールとサービスの提供を、従来のサービスに加えて業務に入れた結果だということがわかる。

散灰を公認した法改正のあとも、市町村は、依然多数派の土葬する人のための墓地を提供する義務を負っているのに変わりはない。それに加えて、新たに火葬場と遺灰を処理するための手続きと諸設備の用意を市町村が担うのは、それ以前の墓地行政の、自然な延長なのである。

つまり散灰を公認した二〇〇八年の法改正は、国と市町村の所管事項を拡大するものであって、葬送の自由を認めるというよりは、逆に、国民の葬送のあり方への国の管理を強める性格をもっている。実際、この法改正以降、遺族は、骨壺を自宅に置いたままにしておくことができなくなった。民間の事業者が散灰場や納骨堂をつくることもできなくなった。その点では、葬送の自由はむしろ狭まったといえる。

海や山への散灰が認められたのも、日本と違って、フランスでは火葬後の遺灰はもともと墓に入れるものとは考えられていなかったので、それを自然のなかに撒くのを認めることにも、あまり抵抗がなかった、だからあっさり公認されたのだ、と推し量ることができる。

日本では焼骨も墓のなかに納めるものとされていたから、それを墓以外の場所に撒くことには抵抗がある。フランスでいえば、墓に葬るべき遺骸そのものを、海や山に撒くようなものなのだ（もちろんそれは死体遺棄罪にあたり違法だが、習俗上の観念のたとえとしていっている)。だから日本では、散骨を巡って、葬送としての節度と自由についての考え方や受け取り方の対立が起こり、問題になる。フランスでは、そういう面倒な議論は起こらなかった。葬送はどこまで自由かということは、少なくとも散灰公認を含む法改正では、問題にされなかったのである。

なぜフランスでは葬送が国の業務なのか

このようにフランスでは、葬送に関することは、国が関わる公のことがらとされている。それに対し日本では、基本的に葬送は国民の私事に属することで、国が業務として直接それに関わることはない。「墓地、埋葬等に関する法律」は、公衆衛生の保全のための管理を定めているだけだ。国も地方自治体も、墓地や火葬場や散骨場所を提供する法的責務は負っていない。フランスでは、公衆衛生の保全のための墓地や埋葬の管理は、先にみた規定とは別の節で、日本と同じように定められている。それとは別に葬儀と墓地の提供を市町村の義務としているところが、日本との大きな違いなのである。

では、フランスでは、なぜ葬送が国の業務とされたのだろうか。

その背景には、一七八九年の大革命以来の、近代国家と宗教の対立という、大きな問題がある。葬送の社会のなかでの位置付けを考えるには、この問題は避けて通れない。やや話が難しくなるが、その点に関わるフランスの歴史事情について、少し詳しくみてみよう。

フランス革命は、王政を廃して、市民が権力を握る共和国を樹立しようとしたが、その経過は山あり谷ありで、めまぐるしい紆余曲折があった。民選議会が権力を握る共和政は何度もつぶれ、王政が復古したり、ナポレオンやその子孫が帝政を敷いたりした。そこに渦巻く人間模様とロマンは日本でも人気があって、フランス革命の歴史は、わりとよく知られている。

だが、革命が闘ったのは、王の権力に対してだけではなかったということは、あまり知られていないのではないだろうか。ギロチンで首を切られたり焼き討ちされたりしたのは、王族や宮殿だけではない。聖職者や教会も、同じような目に遭っている。それは、教会が、王の庇護《ひご》の下で、国民の生活を直接支配していた権力者だったからである。

かつて王政下では、子が生まれれば教会に届けなければならず、結婚は教会で神父が式を挙げないと認められなかったし、死ねばやはり教会に届け、葬儀と埋葬を聖職者にしてもらわなければならなかった。そうした戸籍上の管理に加え、いまでいう医療や社会福祉を施すのも、主に教会の仕事だった。こうして教会は人々の生老病死のすべてに関わり、そのありようを司《つかさど》っていた。それは王の権力を支え補完する、大きな力だった。だから、王政を廃して、王の政治権力を自らの手に奪うだけでは、革命は成就《じょうじゅ》できなかった。教会がもっていた、人々の生活を管理する「ゆりかごから墓場まで」を司る権能も根こそぎ奪わなければ、共和国は国民を統合する国家として成り立たなかった。

その教会の権力は、人々の生老病死、冠婚葬祭を通じて行使されるものだったから、革命政権は、そのすべてを自らの手に引き継ぐ必要があった。戸籍、結婚式、医療と社会福祉、そして、葬儀と墓地。墓地に散骨場を設けたり、骨壺の適切な扱いを国が法律で決めたりするのも、教会がやってきたことをすべて国が引き継いできた歴史の延長にあることなのだ。これが、フランス共和国で、葬送が国の果たすべき業務とされている理由である。

葬送だけでなく結婚も同じだ。フランスでは、結婚届を役場に出すときに、市町村長が、簡単な結婚式まで挙げてくれる。教会での挙式ももちろんできるが、市民はその代わりに役場での無宗教の挙式を選べる。医療でも、革命政府は教会附属の病院を接収して、近代医療の拠点とした。現在のフランス有数の公立病院は、教会の施療施設を起源にしているところがほとんどである。

一〇〇年かけて行われた政教分離

このように革命政権は、人々の生活の細かいところにまで直接関わることで、教会の影響力を排除し、自らの権力を固める必要があった。そこで樹立されたフランス共和国は、「政教分離」を国是としている。公のことがらは、特定の宗教の教義、信条や儀式とは一切関わりのないものでなければならない。その「公」のなかに、墓地の提供まで含まれてくるのが、フランスの特徴だ。

政教分離については、日本では主に、国や地方自治体の公務員、議員などが特定の宗教団体やそれが行う儀式に公費を支出したりして関与してはならない、といった点が問題にされてきた。だがフランスでは政教分離は、みてきたように、役人や政治家などの活動に限られることではなく、人々の日常生活全般に関わることなのである。だからいまでも、政府が公立の学校で宗教の時間を設けようとすると、大反対が起こり、パリの街がデモで埋め尽くされる。十字架のような特定の宗教を表わすシンボルを公共の場所に掲げることは許されない。だからイスラム教徒の女性が、学校などで、教えに基づく特別のスカーフを巻くことも法律で禁止される。いまでも、そうしたごく日常的で具体的なことがらをきっかけに、フランスでは国家と宗教が強い緊張関係にあることが示される。

そのように、フランスの政教分離は、国民の生活すべてのありように関わることだ。そこから教会の関与と影響力を排除するのは、簡単なことではなかった。相手は、国際的権威であるローマの教皇庁の傘下にある、一〇〇〇年以上の伝統をもつ勢力だからだ。

革命が始まり、最終的にいまのフランス国家に続く共和国が確立されるには、長い時間がかかった。そのなかで、歴代の政権は、政教分離の施策を進めた。それが一段落するまでには、なんと一〇〇年以上かかっている。主な出来事を年表ふうにまとめてみた（表3＝フランス政教分離の一〇〇年・主な出来事）。

これをみるとわかるように、革命政府はいちはやく、教会の財産だけでなく、職員も国に接収した。聖職者は一種の国家公務員にされている。つまり、教会がやっていたことを、いきなり国家が業務として引き継ぐのではなく、教会で働いていた人を国が丸抱えすることで、彼らの仕事をまずは間接的に支配下に置いたのである。こうして一九世紀のなかばまでは、以前のように聖職者が医療、福祉や冠婚葬祭に従事していても、それは公務員としてやっていることになり、国や市町村の業務として行われているという体裁がとられたのだと考えられる。

表3　フランス政教分離の100年・主な出来事

1789年（革命勃発の年）	8月5日	教会の諸特権廃止。十分の一税等の教会収入、国家が接収
	11月2日	全教会財産の国有化と民間への払い下げ
1790年	8月24日	聖職者民事基本法制定＝全聖職者は国家から俸給を受け取る。司教と主任司祭は、県・市町村の選挙人によって選出
1801年	7月15日	政教条約締結＝フランス教会はローマ教会から独立し、共和国政府に従属することを、フランス政府と教皇庁が合意
1804年から1814年（第一帝政期）		司教区を行政的に合理化。聖職者は「道徳的秩序担当の公務員」とみなされ、全聖職者が国の宗教省の管理下に入る
1830年から1848年（七月王政期）		カトリック、国教でなくなる。法廷などから十字架が撤去される
1880年代（第三共和政期）		宗教教育の義務を削除した学校法制定、公立学校から修道僧を排除、従軍司祭を廃止 裁判所と病院における宗教的象徴の禁止、議会開催にあたっての共同の祈り廃止 社会福祉を教会でなく国家の事業とする
1905年	12月9日	「教会と国家の分離に関する法律」制定（翌年施行）＝以上の一連の政教分離政策を集大成 合わせて教会に対する行政管理を廃止、聖職者の国家給与支給の廃止

その後、一九世紀末になって、ようやく職員としても聖職者はお役御免になり、公共の場から宗教色が排除されることで、政教分離は仕上げに向かった。その集大成が一九〇五年の法律で、教会と聖職者は国の管理から離れ、信教の自由の規定のもと、国民の内面に関わる私的な地位に留め置かれることになった。この法律が現在でも、フランス国家の政教分離の原点となっている。

こうした流れと並行して、葬儀の実施に関することも、まず一八〇四年の勅令《ちょくれい》で、国の行政機関的な性格を備えた教会管理委員会の独占業務とされ、ついで一九〇四年の法律で、市町村の独占業務として引き継がれた。葬儀の政教分離も、ここに完成したのである。

この葬儀の提供の公的独占が法的に廃止されたのは、つい最近、一九九三年になってのことだ。すでにそれ以前から事実上、業者は扱える葬儀関連事業の範囲を広げていたが、一九九三年の法律によって、民間の葬祭業者の活動が全面的に自由化された。だが、墓地の開設と拡張は、引き続き市町村の独占業務とされている。火葬が増えると、そこに火葬場の開設と運用も加えられた。

このように、フランスで葬送が公的なことがらとされ、国と市町村の業務とされているのは、それが共和国を成り立たせている国是である、政教分離の一環を成しているからなのだ。

日本における国家と宗教と葬送

それに対し日本では、近代国民国家をつくるときに、人の生老病死から冠婚葬祭に関することまで国が宗教団体の権能を奪って引き継ぐという、フランスでのような徹底した政教分離は行われなかった。

その理由は、大きくいって二つあると思う。

第一に、日本には、フランスのカトリック教会のような、人々の生活全般に支配と影響を及ぼす、一枚岩の強固な組織をもった宗教勢力がなかった。つまり、国家のライバルとなるような宗教がなかったのである。

徳川将軍家による幕藩体制を覆《くつがえ》して、国民を統合する中央集権国家をつくろうとした明治維新は、日本近代史における革命だったといえる。その革命前の江戸時代には、キリシタン禁制のためにとられた政策により、すべての人はいずれかの寺の檀家となり、寺が管理する人別帳に登録して、出生や死亡などの異動を届ける仕組みになっていた。人々の生活を支配する行政権力の一端を、寺が担っていたのである。その点は、フランスにおけるカトリック教会に似ている。

だが、では仏教がカトリックのような支配的宗教だったかというと、そうはいえない。日本の仏教は、近世以降、「葬式仏教」といわれるように、生老病死・冠婚葬祭のすべてではなく、一部を担っていたにすぎなかった。いまでもその慣習が一部残っているように、出産や成人や結婚に関する儀式は、主に寺でなく神社の領分だった。さらに、仏教寺院は、曹洞宗や浄土真宗など、多くの宗派に分かれていて、カトリック教会のように統一された組織はなかった。だから明治維新の革命の際、仏教は、人々の生活を国民国家に統合していくのに邪魔になるような競争相手ではなかった。明治政府は、戸籍を新たにつくって、寺に委ねられていた公的事務を引き継げばそれでよかった。

日本で徹底した政教分離が行われなかった第二の理由は、日本では、世俗の国家でなく、天皇が司る神道という宗教を国民統合の礎《いしずえ》にしようとしたからである。そこで、江戸時代には民衆文化に埋もれていた神道の権威を高めるために行われたのが、神仏分離、廃仏毀《き》釈《しゃく》である。

古代に大陸から入ってきた仏教を、日本では、土着の古俗である神道に融合させて受容していった。これを神仏習合という。江戸時代までには、神社と寺は一体の宗教施設として、民衆の生活と文化にとけ込んでいた。そのようななかで新たに神道を国民統合の柱にしようとした明治政府は、神社を寺から引き離し、独立させる必要があった。そこで神仏分離、廃仏毀釈が行われたのである。

その過程で、フランスで聖職者が公務員として国家に接収されたように、神主を公務員のようにして国民生活を教導し支配させる行政機構をつくろうという試みがなされたことがあった。中央政府に「神祇官《じんぎ》」という役所をつくり、全国の神社を傘下に収めて統括することで、神道に公的な性格を与えようとしたのである。だがこの政策はあまりにそれまでの生活文化とかけ離れていたので、維新後数年のうちに取りやめになった。

また、神道を国民に対する支配的宗教にするための試みの一環として、仏教式で行われていた葬式に対し、神道式の神葬祭を政府が奨励しようとしたことがあった。それに合わせて、神葬祭では土葬にするのがしきたりなので、火葬を禁止する布告が出されたこともあった。明治五、六（一八七二、三）年前後のことである。神道ないし国学の立場からみると、火葬は仏教の僧侶が先駆けになって日本に導入された、外来の葬法だという認識があったようだ。

だが神葬祭を奨励するこの政策も、一般の慣習と合わず、強い反発を招いたため、じきに沙汰やみになった。火葬禁止令も、二年足らずで明治八（一八七五）年に廃止された。当時すでに、都市部では火葬が普及して、五割以上を占めるようになっていたからである（全国平均でも、一九〇〇年の時点で火葬率は三割近くに達していた）。

こうして明治政府は、仏教施設を取り払う廃仏毀釈は行ったが、仏教寺院が担う葬送を国の業務として奪おうとまではしなかった。葬儀と墓に関することは、民法で、戸主が独占的権利（祭祀権）をもつ対象とされ、戸主の責務とされた。つまり公的な業務ではなく、私的なことがらとされたのである。

太平洋戦争敗戦後、明治以来の国家体制を新たな民主国家に立て直す際、神道を国民統合の柱とした体制は真っ先に否定され、廃された。日本では政教分離は、戦争遂行のための国民総動員を担った国家神道への反省に基づき、国が、神社を筆頭にした特定の宗教団体の祭祀をともに行ったり公費を支出して支えたりすることを禁止するという、限定された形で国是とされた。

また、明治民法による家族制度も新憲法に合わせて改革され、戸主の支配権は廃された。そのなかで祭祀権は、戸主の独占ではなく、家族員の誰かが継承するという形で残された。戦後の民主国家の下でも、葬儀と墓は、私的な位置付けを保ち、国が関与する公的なことがらにはされなかったのである。

日本で葬送はどう規制されているか

このように日本では、葬送は国が担うべき公的な業務とされることはなかった。墓地や火葬場の開設と運営は、フランスとは異なり、地方自治体の独占ではなく民間でもできる。葬儀も、フランスでは市町村の独占をやめて民間に開放したあとも「公役務」と位置付けられていて、葬祭業に携わる者は国の資格免許が必要だが、日本では葬祭業者に公的な資格免許はない。私的な活動として、自由にできるのだ。

何度もみてきたように、日本では葬送に関することは「墓地、埋葬等に関する法律」によって公的な管理と規制がなされている。あらためてその主な内容をみると、次のようになる。

（1）埋葬、火葬をするには、死亡届を出して市町村長の許可を受けなければならない。
（2）埋葬または焼骨の埋蔵は、墓地以外の区域に行ってはならない。火葬は、火葬場以外の施設で行ってはならない。

（3）墓地、納骨堂または火葬場を経営しようとする者は、市町村長の許可を受けなければならない。

いずれも違反には、罰則が科される。（1）（2）は一〇〇〇〇円以下の罰金、拘留もしくは科料、（3）は六ヶ月以下の懲役または五〇〇〇円以下の罰金とされている。

墓地の経営をできる主体は、法令上制限はないが、自治体などの行政指針で、地方公共団体および公益法人、宗教法人に限るとされている。墓地の永続性と非営利性を確保するため、企業が霊園を経営する主体となることは適当でなく、認められないというのが国の方針だ。だが実際は、寺を経営主体にして、開発業者や墓石業者などが開設・運営・販売を代行する形で、民間霊園は企業も参与する事業として行われている。

このほかに、第二章でみたように、条例で土葬を禁じている自治体がかなりある。山林など陸上での散骨を禁止している自治体は、二〇一五年時点で二つだけ、ほかに五つの自治体が許可制にして規制している（141頁表2参照）。海への散骨は、公的規制をしているところはない。

以上が、日本での葬送の公的な規制のあらましである。

葬送の自由を認める法律は必要か

こうした日本の現状を、どうみたらよいだろうか。葬送の自由は制限されているだろうか。認められていないので、守らなければいけないだろうか。そのために、新たに法律をつくる必要は、あるだろうか。

先にふれたように、葬送の自由をすすめる会は、散骨による自然葬を選び実行する自由と権利を守るために、「葬送基本法」の案をつくって、立法を呼びかける活動をしたことがある。

二〇一二年九月に、会の機関誌に公表されたその案は、おおむね次のような内容になっている（「再生」第八六号、一四～一五頁）。

〈葬送基本法（案）〉

・（基本理念）すべて国民は、個人の尊厳が重んじられ、その尊厳にふさわしい葬送を選択する自由を享有し、葬送の自由が円滑に実現できる処遇を保障される権利を有する。

・「葬送」とは、火葬、土葬、自然葬をいう。自然葬とは、墓でなく海や山などに遺体や遺灰を還すことにより、自然の大きな循環の中に回帰していこうとする葬送の方法をいう。
・国と地方公共団体は、前掲の基本理念にのっとり、葬送のための施策を策定し、実施する責務を有する。
・国及び地方自治体は、国民や住民らが国有地または公有地において自然葬を行う自由を保障する。
・国及び地方自治体は、高齢者または経済的支援を必要とする者について、無償で自然葬が実施できるよう施策を講じる。
・内閣府に自然葬施策推進会議を置く。

読者のみなさんは、この案をどうみるだろうか。これはいい、ぜひこういう法律をつくってほしいと思われるだろうか。それとも、こんな法律は必要ない、つくらないほうがいいと思われるだろうか。

本書でここまで積み重ねてきた議論をふまえると、この葬送の自由をすすめる会が提案した葬送基本法案には、いくつかの問題点を指摘することができる。

まず、葬送の自由と権利が認められる根拠について。

基本法案では前文で、葬送の自由は、日本国憲法が保障する基本的人権の一つだとしている。だが第三章でみたように、そういう明文の規定はない。葬送の自由をすすめる会がその主張の根拠にしているのは、憲法第一三条である。それはこう定めている。「すべて国民は、個人として尊重される。生命、自由及び幸福追求に対する国民の権利については、公共の福祉に反しない限り、立法その他の国政の上で、最大の尊重を必要とする」。ここでいう個人としての尊重と幸福追求権のうちに葬送の自由は入るというのが、会の主張だ。

この主張は理解できなくもない。だが問題は、葬送に関わる「個人」は、死んで送られる者だけではないということだ。当の葬送基本法案でも、前文で、「遺された者の死者を弔い見送る権利も、同様に保障される」としている。そのとおりである。そこに、葬送という行為の特徴がある。

死んでいく者に弔われ方、葬られ方を選ぶ自由と権利があるとすれば、残された者にも、弔い方、葬り方を選ぶ自由と権利があるといえる。双方は必ずしも一致するとは限らない。法案本文の基本理念がいう「個人」は、送られる側、送る側、どちらを指すのだろうか。

会の主張からすれば、送られる者が望むとおりの葬られ方をされる権利を認めていると解釈するべきだろう。ではこの法律ができたら、遺族には故人が望んだ葬送のしかたを拒む自由と権利は認められなくなるのだろうか。

日本にすでにある献体に関する法律には、葬送がもつこの独自性を配慮した規定がある。献体法は、「献体の意思は尊重されなければならない」と定める一方で、遺体を解剖実習に用いることができるのは、故人が生前にその意思を示していて、かつ、「遺族が拒まないとき」に限るとしている。故人と遺族のどちらもが、幸福追求権をもつ個人として尊重されなければならない。だから遺族の「拒否権」を認めているのだ。それでも第三章でみたように、この法律ができたおかげで、反対する家族は減り、献体の意思は十分尊重されるようになった。葬送の自由を認めるときにも、そういうバランスのとり方は必要だと私は思う。

法律ができたら葬送の自由は狭まる?

次に、葬送の自由が認められる範囲について。

基本法案では、選ぶ自由が認められる葬送の方法は、火葬、土葬、自然葬の三つだとしている。自然葬とは、海や山への散骨のことだと理解されていると思うが、その点についてはまたあとで考える。

まず、法案では、自然葬を、遺骨を「墓でなく」海や山に還す葬法だとしている。そうすると、第二章でみたように、現に葬送の自由をすすめる会がやってきた自然葬でも行われている、海に撒く分と墓に納める分を分けて弔うやり方は、認められなくなることになる。少なくともそれは法案がいう「自然葬」には入らない。墓に納める分は「火葬」、海に撒く分は「自然葬」として、その両方を選べばいいということだろうか。

その点でさらにいえば、火葬後に遺骨を一切引き取らない０葬も、認められる葬法に入らない。この法案では火葬を、「遺骨を墓所内に納骨する墓石を用いた葬法」と定義しているからだ。つまりこの法律ができたら、遺骨を引き取らないで、墓に納めず海や山にも撒かない０葬を選ぶ自由は、認められなくなる。この法案は０葬が提唱される前につくられたものだから、それが想定外なのはしかたがないかもしれない。だが、そこには法案が抱える大きな問題点が現われていると私は思う。

そもそも散骨は、序章でも述べたように、火葬後の遺骨の処理のしかたの選択肢の一つである。だから、火葬と散骨による自然葬を別の葬法として規定するのは、やや無理がある。火葬とは遺骨を墓に納める葬法のことだと法律で決めつけるのも、いかがなものだろうか。それでは0葬のような、火葬後の遺骨の処理のしかたの新しい選択肢の提案に、応えられなくなる。葬送の種類と内容を法律で分けて決めてしまうと、融通が利かなくなって、かえって葬送の自由を狭めてしまう恐れが出てくるのだ。

また、この法案は土葬を選ぶ権利を認めるから、第二章でみたイスラム教徒や土葬の会の人たちには歓迎されるだろう。だが一方で、土葬を禁止している自治体の条例は、みな法律違反ということになる。自分の住んでいる地域に土葬場をつくることを拒む権利は、この法案では認められていない。それでいいのだろうか。

高齢者や経済的支援を必要とする人には、国や自治体が自然葬を無償でできるようにせよとしているのも問題だ。土葬や火葬を選ぶ人にもそうした支援をしないと不公平で、法の下の平等に反する。土葬や火葬をするお金がない人は、自然葬にすればいいということになりかねず、経済的誘因で暗に自然葬を選ぶように誘導していると受け取られる恐れもある。それでは葬送の自由の侵害になってしまう。

こうしてみると、葬送の自由をすすめる会が提案した「葬送基本法案」は、会の望む形の自然葬を行う自由と権利を認めさせようとするあまり、それ以外の葬送への配慮が足らなくなっているところがあることがわかる。その結果、この法案では、かえって葬送の自由と権利を狭め、ほかの権利との不平等や衝突を招いてしまう恐れがある。

肝腎の自然葬のなかみも、法案をよく読んでみると、やや疑問なところがある。自然葬とは、「遺体や遺灰を」自然に還す葬送の方法だとある。自然葬イコール散骨であるなら、遺灰だけでいいはずだ。にもかかわらず「遺体」もそこに加えられているのは、おそらく、遺体を火葬ではなくフリーズドライで堆肥にして、土に還す葬法が念頭に置かれているのだと思われる。第二章でふれたように、葬送の自由をすすめる会は、この葬法に関心を寄せ、スウェーデンまで行って開発者を訪ね、調査をしている。その時期はちょうど法案をつくっていた時期と重なる。

だが、まだ実際に行われた例がないこの新奇な葬法も、法律で自由に行う権利を認めるというところまで、社会の合意は得られるだろうか。さらにいうと、この法案の定義でいえば、第二章でみた、遺体を解体して鳥に食べてもらって天に還すという鳥葬も、自然葬にあたると主張することもできそうだ。鳥葬をする自由と権利も認めようとは、会はまったく考えていなかったろう。だが、法案にそういう想定外の解釈ができる余地があることは確かだ。

このように、葬送はどこまで自由なのか、基本法案はあいまいさを残している。自由が認められる範囲を狭めるようでもあり、逆に妙に広げてしまいかねない面もある。その点でいえば、第三章でみたような、自動車事故や兵器の実験材料に遺体を使うのはよいかという問題に、この法案は答えていない。現に米国でやっているように、最後は火葬して海に撒くことにすれば、それまでの間にどういう使われ方をしてもいい、ということなのだろうか。基本法案では、そうした遺体の利用は、選ぶ自由が認められる「葬送」の範疇《はんちゅう》には入らないようだ。だからこの法案ができたとしても、遺体の利用法についてどこまで認めてよいか、どこまで選ぶ自由があるのかについては、別に考えなければいけない。

最後に、国の関与のしかたについて。

基本法案では、葬送のための施策の実施を国の責務とし、自然葬の施策を推進する会議を政府に設けるとしている。だがそのように国の業務にしてしまうと、フランスの例でわかるように、かえって民間の自由な葬送が妨げられる恐れがある。政府が自然葬施策推進会議の委員に、葬祭業や墓苑業の代表を送り込んできたら、そうした業界の利益にかなう形での事業化しか認められず、個人の自由な散骨が規制されてしまうのではないか。この法案をみて、私はいちばんそこを危惧した。

葬送の自由を国や社会にどう認めさせるかは、もっと慎重に考える必要があると、私は思う。

葬送は残される者のための営みでもある

それでは、葬送の自由を認めてほしいという要望に対して、私たちはどう応えればいいだろうか。

ここであらためて、葬送とは何かという原点に帰って、議論をまとめてみよう。

序章でみたように、葬送は、人間が人間である証を示す営みの一つだが、それは、原初の遺跡にも表わされているように、死んだ仲間を悼む、残された者がやる行為である。死んだ者がすることではない。そこに、葬送の独自性がある。葬送をする人間という生きものの、独自性がある。

つまり葬送とは、死んだ者のためだけでなく、残された者のためにも行う営みである。死んだ者を供養し慰めるというだけでなく、残された者が親しい人を失った痛みと哀しみを乗り越えるための行為でもあるのだ。それは、死者とともに生きてきた人間関係の意義を、残された者たちがあらためて確認する行為なのである。

だから葬送とは、死んでいく者個人の行為ではない。残された者たちが行う共同の行為だ。人々がイエとムラのなかで生きていたころは、それはあたりまえのことだった。だが社会の現代化とともに、個々人の自由と権利が生活の基本になってくると、そのあたりまえのことが、忘れられるようになる。その結果、葬送のしかたも、個々人が自由に決める権利があるという主張が出てくる。

それは、私たちがいまの生活のありようをよしとしてきたことの、当然の帰結である。だから、葬送のあり方についても個人の自己決定権を認めろという主張を、悪いことだとか、人としての分をわきまえない思いあがりだなどというつもりはない。生活のほかのあらゆる場面と同じように、葬送でも多様な選択肢が提供されるようになった。そのなかで、自分が望むしかたで葬られたいと願うのは、現代社会においては、当然の思いである。だから本書でも、ここまでの議論では、死んでいく自分、つまり送られる側の立場を中心に、死後の遺体の扱い方について、さまざまな例を挙げて考えてきた。

そのうえで、私がいいたいのは、自分のためだけの営みではないという葬送の原点を外しては、ここから先の議論は成り立たないということだ。

自分は死んだらこのように葬ってくれ、送ってくれという意思を尊重してほしいというなら、それと同じように、残された者が故人をどう葬りどう送りたいかという思いも尊重しなければ、望ましい葬送は実現できないと思う。つまり葬送のあり方は、死んでいく者個人の自己決定ではなく、残される者との共同の決定で成り立つことだと考えるべきだ。自分ではやれない、残された者にやってもらうことなのだから。

そこに、葬送が、第一章でみた延命措置の中止や安楽死と、同じところと違うところがある。

同じなのは、どちらも、医師や遺族にやってもらうことだというところである。本人がこうしてほしいという自由と権利があるのと同様に、医師や遺族にも、それを断り、自分が望むようにしてほしいという自由と権利がある。

違うのは、延命措置の中止や安楽死は、医師にやってもらうだけではなく、自分でもできるというところだ。第一章で米国やオランダの例をみたとおりである。葬送は、そうはいかない。自分では絶対にできない。遺族にやってもらうしかないことだ。昔は、当人個人の考えや思いとは関係なく、残された者が、慣習どおりに葬送のあり方を決め、実行するのが当然とされてきた。そこでは、いまの感覚からすれば、葬送は死者個人を含まない、残された者の間だけでの行為だったといえるかもしれない。ところがいまは、葬送のあり方は、死んでいく者の意思を中心にして、死んでいく者と残される者とが共同で決めることだと考えなければならなくなった。それが、葬送のありようが以前といちばん大きく変わったところだといえるのではないだろうか。

個を尊重した共同の決定で

このような葬送の独自性をふまえれば、葬送の自由が認められる根拠と範囲と条件は、次のように考えることができるのではないだろうか。

まず、葬送の自由が認められる根拠と範囲は、死んだ自分を弔い送るやり方として、自分と葬送を行う立場になる人（たち）とが、お互いに納得できること、と考えるのがいいように思う。

送られる側からいえば、葬送を行う立場になる人たちに、こうしてほしい、こうしてくれと頼んで同意してもらえることが、葬送の自由として認められるなかみだということだ。つまり、自分が望むだけでなく、遺族になる人たちにも納得してもらえるなら、散骨でもフリーズドライ葬でも、あるいは自動車事故の実験材料になるのも、認められる（少なくとも禁止はできない）ということである。

もちろん、公衆衛生その他の公共の福祉に反することは、その限りではない。だが、基本的には、よほどの実害（岩見沢市の条例にあった散骨による農産物への風評被害のようなものも含めて）がない限り、違和感があるとかおぞましいといった理由だけで、死んでいく者と遺族になる者が納得していることに口をはさむ権利は、社会にも国にもないと考えるべきではないだろうか。本書で議論してきた別の基準でいえば、葬送としての節度を守っているかどうかを決めるのは、第一に死んでいく者と葬送をする立場になる者とであって、国や地方自治体ではなく、世間や社会でもない、ということである。

つまり葬送の自由は、死んでいく者個人の自己決定権ではなく、死んでいく者と葬送を行う残される者たちとの人間関係を単位としたプライバシー権として認められるとするのがいいと思う。身寄りのない単身者や、事実婚、同性婚を公然と選ぶ人たちが増えていくことを前提にすれば、誰が葬送を行う立場の者になるのかはケースバイケースで、必ずしも家族、親族に限らないとするのが妥当だと思う。

このように考えた葬送の自由が社会のなかで認められる条件は、生きているうちに、自分と葬送を行う立場になる人との間で、どうしたいかきちんと話し合いを重ね、双方が納得し合意できるやり方を決めておくこと、というのに尽きると思う。自己決定権ではなくいわば共同の決定権だから、遺言や法律で、望むとおりの葬送を行うのを残された者に義務づける権利は認められない。それが、自分ではできない、頼むしかないことだという葬送の本質に基づいた、いちばん望ましい解決法だと、私は思う。

ただその個々の葬送のあり方を決める話し合いのなかで、守られるべきことがある。それは、先にふれた憲法第一三条の、「個人の尊重」という原則である。

死んで送られる者が、残され送る者の思いを尊重しなければならないのと同じように、送られる者の考え、思いを、送る者は尊重しなければならない。送る者が、残される自分の体面とか世間体を理由に、送られる者の意思をむげにしてはいけない。社会人としての身分とか親戚のなかでの立場とかからは離れて、個人としてお互いを尊重すること。それが葬送のあり方を決める話し合いで守られなければならない、いちばん大事なルールだ。そしてそれは、法律で義務づけられるようなものではないと思う。一人一人が、自主的に身につけなければならないことである。

それに対して私たちが社会全体でできること、あるいはすべきことがあるとすれば、それは、個人を尊重した話し合いで死後のことも決めていくという姿勢を育てる生涯教育を充実させることだと私は考える。葬送のあり方について共同の意思決定を促し助けるための、情報提供と相談支援を行う場をつくれると、なおいいだろう。流行の「終活」が、個人の覚え書きや一方的な遺言の代わりをつくって終わりになるのではなく、そうした方向に発展していくことを、望みたい。

以上、本書で重ねてきた議論をふまえて、葬送の自由が認められる根拠と範囲と条件について、私の考えた結論を出してみた。読者のみなさんは、どうお考えだろうか。

この本が、みなさんがそれぞれに死の迎え方、送り方について考え、周りの人たちと話し合っていくのに少しでもお役に立てれば、こんなうれしいことはない。忌憚《きたん》のないご意見、ご感想をお寄せいただければ、幸いである。

参照文献・資料

はじめに

井之口章次『日本の葬式』筑摩叢書、一九七七年
新谷尚紀、関沢まゆみ編『民俗小事典　死と葬送』吉川弘文館、二〇〇五年
島田裕巳『0葬――あっさり死ぬ』集英社、二〇一四年
朝日新聞全国世論調査詳報「日本人の死生観」（『Journalism』二〇一一年一月号掲載）
鎌倉新書「直葬の実態を探る」（『仏事』二〇一五年二月号掲載）

第一章

『生命倫理を公共政策に――サロン4年間の成果と課題』東京財団政策研究、二〇一五年五月（http://www.tkfd.or.jp/files/doc/2015-01.pdf）
シャボットあかね『安楽死を選ぶ――オランダ・「よき死」の探検家たち』日本評論社、二〇一四年

第二章

安田睦彦『墓は心の中に――日本初の「自然葬」と市民運動』凱風社、二〇一〇年

嫐島次郎『脳死・臓器移植と日本社会――死と死後を決める作法』「二 葬送儀礼の現在」弘文堂、一九九一年
井上治代『現代お墓事情――ゆれる家族の中で』創元社、一九九〇年
鯖田豊之『火葬の文化』新潮選書、一九九〇年
『多摩・島しょ地域における火葬場の需給及び運営に関する調査研究報告書』東京市町村自治調査会、二〇一五年(http://www.tama-100.or.jp/cmsfiles/contents/0000000/470/all.pdf)
大岡頼光「冥福観と福祉国家――スウェーデンと日本の共同墓」(武川正吾、西平直編『死生学』第3巻、東京大学出版会、二〇〇八年所収)

第三章

「私の遺体 提供します――増える献体 それぞれの選択」NHK クローズアップ現代 No.3649、二〇一五年五月十二日放送(http://www.nhk.or.jp/gendai/kiroku/detail02_3649_all.html)
末永恵子『死体は見世物か――「人体の不思議展」をめぐって』大月書店、二〇一二年
メアリー・ローチ『死体はみんな生きている』殿村直子訳、日本放送出版協会、二〇〇五年
アニー・チェイニー『死体闇取引――暗躍するボディーブローカーたち』中谷和男訳、早川書房、二〇〇六年
レスリー・デンディ、メル・ボーリング『自分の体で実験したい――命がけの科学者列伝』梶山あゆみ訳、紀伊國屋書店、二〇〇七年

栩島次郎『生命の研究はどこまで自由か――科学者との対話から』岩波書店、二〇一〇年

第四章

『地域における墓地埋葬行政をめぐる課題と地域と調和した対応に関する研究　平成25年度　総括・分担研究報告書』厚生労働科学研究特別事業（代表・浦川道太郎）、二〇一四年（http://www.somu.or.jp/pdf/h25_report.pdf）

安田睦彦『お墓がないと死ねませんか』岩波ブックレット、一九九二年（二〇〇三年第六刷）

工藤庸子『宗教vs.国家――フランス〈政教分離〉と市民の誕生』講談社現代新書、二〇〇七年

ヘルマン・テュヒレほか『キリスト教史6――バロック時代のキリスト教』上智大学中世思想研究所編訳・監修、講談社、一九八一年（平凡社ライブラリー、一九九七年）

L・J・ロジエほか『キリスト教史7――啓蒙と革命の時代』上智大学中世思想研究所編訳・監修、講談社、一九八一年（平凡社ライブラリー、一九九七年）

ベルティエ・ド・ソーヴィニーほか『キリスト教史8――ロマン主義時代のキリスト教』上智大学中世思想研究所編訳・監修、講談社、一九八二年（平凡社ライブラリー、一九九七年）

安丸良夫『神々の明治維新――神仏分離と廃仏毀釈』岩波新書、一九七九年

あとがき

私は、いわゆる「生命倫理」を専門に研究してきた者である。脳死と臓器移植、体外受精などの生殖補助医療、遺伝子検査や遺伝子治療、iPS細胞などによる再生医療……。そういう、期待も大きいが懸念もある先端医療や研究が出てくるたびに、そのつど、何をどこまでやってよいのか、よその国はどうしているか、日本ではどうすればいいか、調べては所見をまとめて発信することを仕事にしてきた。

そんな生命倫理の専門家が、どうして葬送についての本を書いたのか。年をとってそういうことが急に気になってきたからなのか。いや、そうではない。じつは私はもともと葬式や墓の研究をしていて、生命倫理はあとからついてきたものなのだ。この本は、ずばり私の原点なのである。

そもそもの出発点は、大学で教養から文学部の社会学教室に進んで、卒論のテーマに

「死の比較社会学」を選んだことだった。序章でも書いたが、死への対処のしかたには、その社会の人間関係の基本が現われる。だから、いろいろな時代・社会の葬送をいまの私たちのそれと比較して分析していけば、私たちが生きる現代社会の本質を明らかにできるのではないかと考えたのである。一九八二、三年ごろのことだ。

なぜまたそんな若いときに、しかも哲学や宗教学にいったのならともかく、社会学なんて俗っぽい学問を選んだのに、死について興味をもったのか。よくそう聞かれた。それには、ごく個人的な理由がある。

二〇歳になるかならないかのころに、通っていたある集まりで、同年輩の友人が、幼いころ、人はみな死ぬんだと知って、大泣きしたことがあるという話をした。周りの人も、うん、私も同じ経験がある、みんなそうだよねと話した。それを聞いて私は驚いた。自分にはそんな経験はなかったからだ。少なくとも記憶にはまったくない。そのときはじめて、ああ人は、死は怖い、寂しいと思うのが普通なんだ、と思い知った。そういうふうに感じたことのない自分は、どこかおかしいのだろうかと、心配になった。それが、死について私が興味をもったきっかけだった。

そういう思いを抱えていたとき、ちょうど教養のフランス語のクラスで、当時まだ翻訳が出ていなかった歴史学者フィリップ・アリエスの『死を前にした人間』という本の一部が教材になった。近代になって個人の自我の意識が強まるにつれて、死を受け入れ難くなり隠すようになったと、文学作品などを材料にして分析していく内容だった。なるほど、それで死が怖くなるのかと、少し腑に落ちた。自分でもこういう研究をしてみたいと思った。ほんとうにいい巡り合わせに恵まれたものである。

こうして私が卒論のテーマに死を選んだ当時はまだ、アリエスの説くとおり、死について語るのはタブーだった。だから死をテーマに卒論を書くといったら、社会学教室では変人扱いされた。奇をてらっていると陰口もたたかれた。そういうタブーが解けて、死について語る人や本がそこら中に氾濫している感のあるいま振り返ると、隔世の感がある。

そんな状況のなかで、私はまず、民俗学や文化人類学の文献を集めまくった。近代化が進んだ現代はどういう社会なのか理解するためには、近代化以前はどうだったのか、未開と呼ばれる社会をはじめとしていろいろな時代の慣習を調べ、それがどう変化したのかを知る必要がある。そこで古今東西の、じつにさまざまな葬式と墓のあり方に親しんだ。とても興味深かった。

だがそれだけでは、社会学の論文にはならない。社会学は、一九世紀にできた新しい学問だ。自分たちが生きている近代は、それ以前とはずいぶん違う社会になっているようだという気づきが、出発点になっている。そこで、近代社会はそれ以前の社会と何がどう違うのかを分析し、自分たちがいま生きている時代の本質を探るのが、社会学だ。

だから死の社会学でも、近代、現代の分析を中心にしなければいけない。現代では、死への対処は、宗教や民俗ではなく、医学、医療の世界が中心になる。そこで、当時日本でも議論され始めていた、終末期医療や、脳死と臓器移植の問題にふれることになった。また、葬式や墓の選択肢が広がる流れを追うなかで、新たな死後の身の処し方の一つとして、解剖実習のための献体も調べた。運よく献体法ができる前後にあたったため、献体を巡る世の中の状況が変わっていく様子を目の当たりにすることができた。

そのようにして何とか卒論を書き上げ、大学院に進んで、修士では寄り道をしたが、博士論文でさらに本格的に死のテーマに取り組んだ。葬式と墓、献体、脳死と臓器移植を並べて分析することで、いわゆる死生観や遺体観が、脳死は人の死か否か、脳死者からの臓器提供は是か非かを決めるうえで、どれだけ影響があるかを主題にした。ここでようやく、葬式と墓に、生命倫理がついてきたのである。だが私が最初に移植のための臓器提供に関心をもったのは、倫理的に問題があるからというわけではなく、死後の遺体の処理のしかたの、新しい選択肢だとみたからなのだった。

しかし無理もないことだが、葬式や墓と生命倫理のつながりは、なかなか理解されなかった。幸い博士論文は書籍にして出版することができたのだが、その本に対する評は二つに割れた。宗教学や人類学の人からは、葬式と墓の話は面白いが、脳死と臓器移植はよけいだといわれた。医学や生命倫理の人からは、脳死と臓器移植の分析はよいが、葬式と墓の話はよけいだといわれた。その両方をひとつながりにして取り上げたところがミソなんだけどな、と私は嘆いたものだった。

これでそのまま大学教師になっていれば（文系の大学院を出たらそれしか働き口はないと思っていたから）、この両方を続けていただろう。しかし縁は異なもの、私は企業の研究所に勤めることになった。そこは分子生物学をコアにした生命科学の研究所で、企業のための開発研究ではなく、学術的な研究をしていればいいというところだった。そのなかに一部屋、生命科学と社会の間に起こる問題を調査研究する部門があった。研究所のなかで、実験をやらない唯一の部屋だった。私は院生のときから、師匠の事典づくりの下働きをしていて世話になった出版社の編集者の紹介で、そこに出入りして勉強させてもらっていた。それで何年か通っていたら、運よくポストが空いて、研究員として就職することができたのである。

そうなると、さすがに分子生物学の研究所で葬式と墓の調査研究をやりますとはいいにくくなった。そこで、臓器移植を手はじめに、次々と現われる先端的な医療技術や研究を社会がどう受け入れていくかを、中心テーマにすることにした。こうして、私は生命倫理の研究者になった。それは私にすれば、葬式と墓の研究からの鞍替《くらが》えだったのである。

なるほど、昔やっていたんだということはわかった。けれども、長年生命倫理の専門家でやってきて、世間でもそういう人と認められて久しいのに、なぜまたいまになって葬式と墓に戻ってきたのか。そう思われる向きもあるかもしれない。これにもまた、それなりの縁が重なった理由がある。

駆け出しのころから二〇年勤めた生命科学の研究所は、親会社の方針が変わって二〇一〇年三月に解散することになった。それで退職したあと、再就職口が見つからないままに、フリーランスで研究活動を続けることになった。そうするともう縛りはないから、研究テーマを考えるのもずっと気楽になった。そんなときたまたま、大学院時代に出入りしていた宗教学教室の大先輩である島田裕巳氏が、葬送の自由をすすめる会の二代目の会長に就いた。本文で何度も取り上げた初代会長の安田睦彦氏から、バトンタッチを受けることになったのである。

じつは私は、まだ葬式と墓の研究をやっていたころ、安田さんから声をかけられ、何度か会って、彼がまさに始めようとしていた会の活動について話をしたことがあった。ちょうどそれが生命科学研究所に就職したころと重なったため、その後はすっかりご無沙汰していたのだが、ほぼ二五年ぶりに、また声をかけられた。今度は安田さんではなく、代を継いだ島田さんからだった。会の理事になって手伝ってくれないかという話だった。

生命倫理の専門家となったあとも、葬送の慣習を巡る内外の動きについては、自主的にこつこつ資料を集め続けてはいた。ただそれを研究としてまとめる機会がなかった。そこで島田さんから声をかけてもらったとき、自然葬の実施などの会の運営にはお役に立てないが、葬送のあり方の研究という面でお手伝いさせていただくというのでよければ、昔とった杵柄《きねづか》でもあるので、喜んでお引き受けしたいと答えた。それで私は、二〇一三年夏から一五年秋まで二年半足らずの間、葬送の自由をすすめる会の研究担当理事となって、会報の「そうそう」に、「葬送はどこまで自由か」と銘打った連載論考を書かせてもらうことになった。本書は、その連載をもとに、構成を変え、大幅な加筆、書き下ろしをして、できあがったものである。

島田裕巳氏は二〇一五年十一月をもって会長を退任され、それに合わせて私も理事を退任した。在任中、理事の報酬は一切もらっていない。むしろ会に出るのに交通費や年会費を払ったから、その分持ち出しになっている。連載の稿料はもらったが、それは外部の人と同じ扱いで、NPOにふさわしくごく些少なものだ。だから私は、葬送の自由をすすめる会とは、何の利害関係もない。本書でこの会について書くにあたっては、元理事としてではなく、あくまで一人の研究の徒として、客観的に書いたつもりである。その内容の善し悪しは、すべて読者のみなさんの評価に委ねたい。

このようにして葬式と墓から生命倫理へ、生命倫理からまた葬送へと遍歴を続けてきたが、その二つは、最初からいまに至るまでずっと、私にとっては同じひとつながりのテーマである。

人は、次々と現われる先端医療や生命を操作する研究を前にして、はたまた遺体の処理と葬送のしかたのさまざまな選択肢を前にして、それらをどこまで自由に選べるのか。何でも好きにやってよいのか、それともこれ以上はだめという制約があるべきなのか。そこで、ただ自由を主張し推進しようというのではなく、また逆に、「常識」の名の下に自由を抑えつけて疑わない態度にも与《くみ》せず、その間に立って、人の尊厳の源《みなもと》である自由が認められる意義と条件をしっかりみきわめたい。それが終始一貫、私が追い続けてきたテーマである。生命を扱う医療や研究から、死の迎え方、送り方まで――まさに、「ゆりかごから墓場まで」だ。これからもさらにさまざまなことがらを題材にして、この主題を考え続けていきたい。

本書ができあがるまでには、いろいろな方のお世話になった。葬送についてまた書く機会を与えてくださった宗教学者の島田裕巳さん、会報連載の際に担当してくださった牧野出版代表の佐久間憲一さん、出版してくれるところをご紹介くださった葬儀ライターの奥山晶子さんに、感謝の意を捧げたい。また平凡社新書担当編集者の岸本洋和さんには、一章ごとに書いて渡した原稿に、鋭い指摘と示唆をもらい、さらに書き直すという、とても手応えのある仕事をさせてもらえた。あらためて感謝したい。みなさん、ありがとうございました。

最後に自分の葬送のことをいえば、第二章でも書いたように、私はフリーズドライ葬で堆肥にして、土に還してもらいたい。私が死ぬまでに、この技術が実用化されて普及していることを祈りたい。父もそうだったように、私も、葬式はしないでいいし、墓も要らない。堆肥にして撒いたあとは、何のしるしも残さないでいい。ただ、父のとき私もそうしたように、親しかった人たちを招いて、好きだった店で宴会を開いてほしい。楽しく飲み食いして、別れを惜しんでほしい。

本文で最後に書いたように、問題は、それを残される者と話し合って納得してもらえるかどうかだ。これは相手のあることなので、何ともいえない。付き合ってもらうしかない。残される者にしたら、面倒なことかもしれない。だがそれは私だけのことではない。私が送った父も、相当に面倒な人だった。だから、行く者も残される者も、お互いみな遠慮なく面倒な人になろう。それが、人間がもつ自由というものだ。面倒でしかたがないけれど、かけがえのないものなのだ。

二〇一六年一月　生涯で最も長く暮らした地になった、町田にて

著者敬白

【著者】
櫛島次郎（ぬでしま じろう）
1960年横浜生まれ。東京大学文学部卒。同大学大学院社会学研究科博士課程修了（社会学博士）。専門は生命倫理、科学論、法政策学。三菱化学生命科学研究所主任研究員、自治医科大学客員研究員、生命倫理政策研究会共同代表などを経て、現在、東京財団研究員（非常勤）。
著書に『脳死・臓器移植と日本社会』（弘文堂）、『先端医療のルール』（講談社現代新書）、『生命の研究はどこまで自由か』『精神を切る手術』（以上、岩波書店）、『生命科学の欲望と倫理』（青土社）、『移植医療』（岩波新書、出河雅彦氏と共著）などがある。

平凡社新書808

これからの死に方
葬送はどこまで自由か

発行日――2016年3月15日　初版第1刷

著者――櫛島次郎
発行者――西田裕一
発行所――株式会社平凡社
東京都千代田区神田神保町3-29　〒101-0051
電話　東京（03）3230-6580［編集］
東京（03）3230-6572［営業］
振替　00180-0-29639
印刷・製本―図書印刷株式会社
装幀――菊地信義

ISBN978-4-582-85808-2
NDC分類番号385.6　新書判（17.2cm）　総ページ208
平凡社ホームページ　http://www.heibonsha.co.jp/